瓜果食物
这样吃最美味

甘智荣　主编

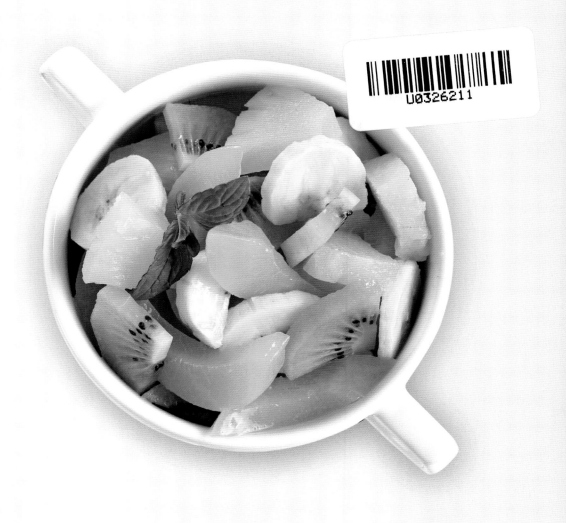

江苏凤凰科学技术出版社　凤凰含章

图书在版编目（CIP）数据

瓜果食物这样吃最美味 / 甘智荣主编 . -- 南京：
江苏凤凰科学技术出版社 , 2015.6
（含章·生活＋系列）
ISBN 978-7-5537-4365-3

Ⅰ . ①瓜… Ⅱ . ①甘… Ⅲ . ①水果－食品营养②水果
－菜谱 Ⅳ . ① R151.3 ② TS972.123

中国版本图书馆 CIP 数据核字 (2015) 第 082749 号

瓜果食物这样吃最美味

主　　　编	甘智荣	
责 任 编 辑	樊　明　　葛　昀	
责 任 监 制	曹叶平　　周雅婷	

出 版 发 行	凤凰出版传媒股份有限公司 江苏凤凰科学技术出版社
出版社地址	南京市湖南路 1 号 A 楼，邮编：210009
出版社网址	http://www.pspress.cn
经　　　销	凤凰出版传媒股份有限公司
印　　　刷	北京鑫海达印刷有限公司

开　　　本	718mm×1000mm　1/16
印　　　张	14
字　　　数	200千字
版　　　次	2015年6月第1版
印　　　次	2015年6月第1次印刷

标 准 书 号	ISBN 978-7-5537-4365-3
定　　　价	39.80元

目录

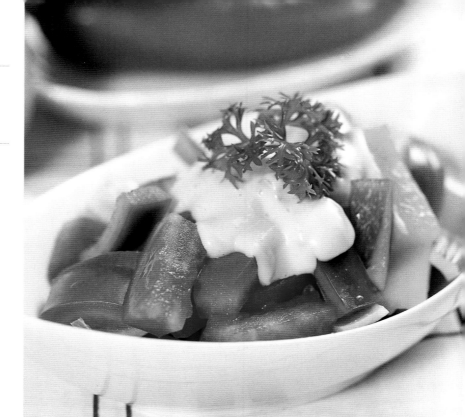

01
烹饪方法介绍

02
热炒

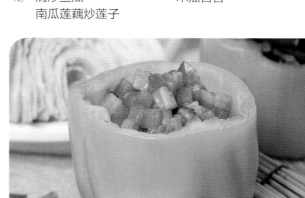

03
凉拌

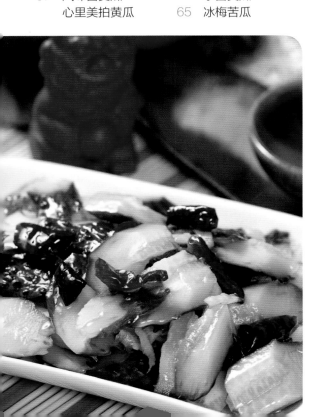

04

焖、烧

05

蒸、煮

06

煎、炸、烤

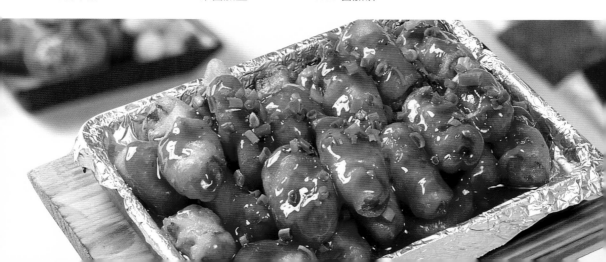

07

汤、羹

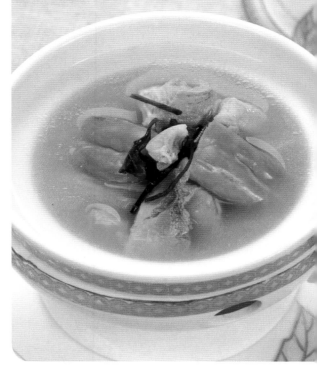

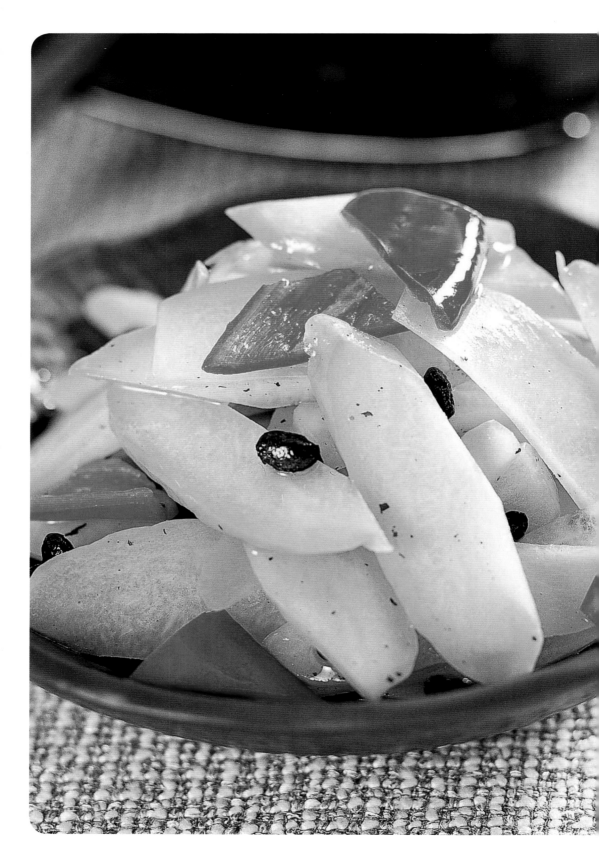

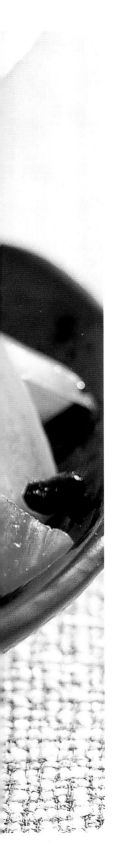

01

烹饪方法介绍

烹饪过程中用到的方法有很多，如熘、炒、蒸、煮、炸等。掌握了这些技巧，我们可以根据食材的特性，选择适合食材的烹饪方法，这样既可以让营养更丰富，也可以让味道更鲜美。本章将教您各种烹饪方法的操作要领，让您应用自如。

炒是最广泛使用的一种烹调方法，以油为主要导热体，将原料用中大火在较短时间内加热成熟、调味成菜的一种烹饪方法。

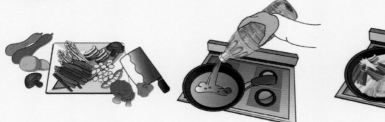
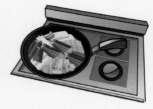

❶ 将原材料洗净，切好。

❷ 锅烧热，加底油，用葱、姜末炝锅。

❸ 放入加工成丝、片或块状的原材料，直接用大火翻炒至熟，调味装盘即可。

操作要点

1. 炒的时候，油量的多少一定要视原料的多少而定。
2. 操作时，一定要先将锅烧热，再下油，一般将油锅烧至六成或七成热为佳。
3. 火力的大小和油温的高低要根据原料的材质而定。

熘 熘是一种热菜烹饪方法，在烹调中应用较广。它是先把原料经油炸或蒸煮、滑油等预热加工使之熟透，然后再把熟透的原料放入调制好的卤汁中搅拌，或把卤汁浇在熟透的原料上。

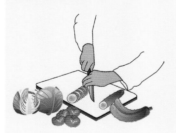
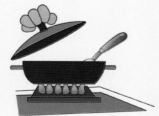
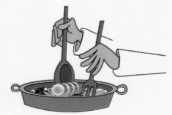

❶ 将原材料洗净，切好。

❷ 将原材料经油炸或蒸煮滑油等预热加工使之成熟。

❸ 将调制好的卤汁放入成熟的原材料中搅拌，装盘即可。

操作要点

1. 熘汁一般都是用淀粉、调味品和高汤勾兑而成，烹制时可以将原料先用调味品拌腌入味后，再用蛋清、淀粉挂糊。
2. 熘汁的多少与主要原材料的份量有关，最后收汁时最好用小火。

烧

烧是烹调中国菜肴的一种常用技法，先将主料进行一次或两次以上的预热处理之后，放入汤中调味，大火烧开后小火烧至入味，再用大火收汁成菜。

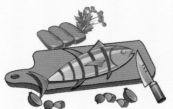 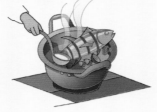 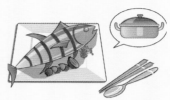

❶ 将原料洗净，切好。

❷ 将原料放锅中加水烧开，加调味料，改用小火烧至入味。

❸ 用大火收汁，调味后，起锅装盘即可。

操作要点

1. 所选用的主料多数是经过油、炸、煎、炒或蒸煮等熟处理的半成品。
2. 所用的火力以中小火为主，加热时间的长短根据原料的老嫩和大小而不同。
3. 汤汁一般为原料的1/4左右，烧制后期转大火，勾芡或不勾芡。

焖

焖是从烧演变而来的，是将加工处理后的原料放入锅中加适量的汤水和调料，盖紧锅盖烧开后改用小火进行较长时间的加热，待原料酥软入味后，留少量味汁成菜的烹饪方法。

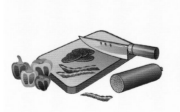 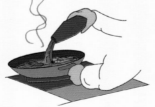 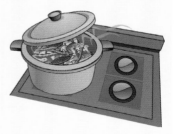

❶ 将原材料洗净，切好。

❷ 将原材料与调味料一起炒出香味后，倒入汤汁。

❸ 盖紧锅盖，改中小火焖至熟软后改大火收汁，装盘即可。

操作要点

1. 要先将洗好、切好的原料放入沸水中焯熟或入油锅中炸熟。
2. 焖时要加入调味料和足量的汤水，以没过原料为好，而且一定要盖紧锅盖。
3. 一般用中小火较长时间地加热焖制，以使原料酥烂入味。

蒸 蒸是一种重要的烹调方法，其原理是将原料放在蒸锅中，以蒸气加热，使调好味的原料成熟或酥烂入味。其特点是保留了菜肴的原形、原汁、原味。

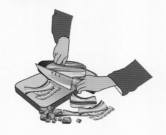
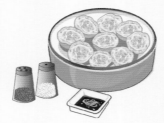
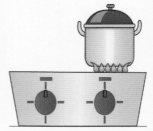

❶ 将原材料洗净，切好。

❷ 将原材料用调味料调好味，摆于盘中。

❸ 将其放入蒸锅，用大火蒸熟后取出即可。

操作要点

1. 蒸菜对原料的形态和质地要求严格，原料必须新鲜、气味纯正。
2. 蒸时要用大火，但精细材料要使用中火或小火。
3. 蒸时要让蒸笼盖稍留缝隙，可避免蒸气在锅内凝结成水珠流入菜肴中。

烤 烤是将加工处理好或腌制入味的原料置于烤具内部，用明火、暗火等产生的热辐射进行加热的技法总称。其特点是原料经烘烤后，表层水分散发，产生松脆的表面和焦香的滋味。

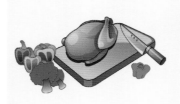
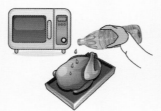
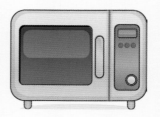

❶ 将原材料洗净，切好。

❷ 将原材料腌制入味，放在烤盘上，淋上少许油。

❸ 最后放入烤箱，待其烤熟，取出装盘即可。

操作要点

1. 一定要将原材料加调味料腌制入味，再放入烤箱烤，这样才能使烤出来的食物美味可口。
2. 烤之前最好将原材料刷上一层香油或植物油。
3. 要注意烤箱的温度，不宜太高，否则容易烤焦。要掌握好时间的长短。

煎

一般所说的煎，是指先把锅烧热，再以凉油涮锅，留少量底油，放入原料，先煎一面上色，再煎另一面。煎时要不停地晃动锅，以使原料受热均匀、色泽一致，使其熟透，食物表面会呈金黄色乃至微糊状。

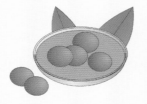

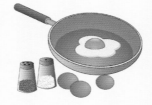

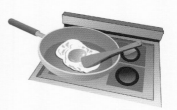

❶ 将原材料洗净。

❷ 准备好调味料，将原材料腌制入味。

❸ 锅烧热，倒入少许油，放入原材料煎至食材熟透，装盘即可。

操作要点

1. 用油要纯净，煎制时要适量加油，以免油少将原料煎焦了。
2. 要掌握好火候，不能用大火煎；油温高时，煎食物的时间往往需时较短。
3. 还要掌握好调味的方法，一定要将原料腌制入味，否则煎出来的食物口感不佳。

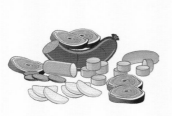 **炸**

炸是油锅加热后，放入原料，以食油为介质，使其成熟的一种烹饪方法。采用这种方法烹饪的原料，一般要间隔炸两次才能酥脆。炸制菜肴的特点是香、酥、脆、嫩。

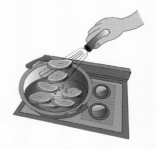

❶ 将原材料洗净，切好。

❷ 将原材料腌制入味或用水淀粉搅拌均匀。

❸ 锅下油烧热，放入原材料炸至焦黄，捞出控油，装盘即可。

操作要点

1. 用于炸的原料在炸前一般需用调味品腌制，炸后往往随带辅助调味品上席。
2. 炸最主要的特点是要用大火，而且用油量要多。
3. 有些原料需经拍粉或挂糊后再入油锅炸熟。

炖是指将原材料加入汤水及调味品，先用大火烧沸，然后转成中小火长时间烧煮的烹调方法。炖出来的汤的特点是：滋味鲜浓、香气醇厚。

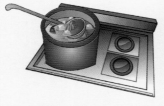

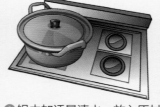

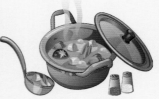

❶将原材料洗净，切好，入沸水锅中汆烫。

❷锅中加适量清水，放入原材料，大火烧开，再改用小火慢慢炖至酥烂。

❸最后加入调味料即可。

操作要点

1. 大多原材料在炖时不能先放咸味调味品，特别不能放盐，因为盐的渗透作用会严重影响原料的酥烂，延长加热时间。
2. 炖时，先用大火煮沸，撇去泡沫，再用小火炖至酥烂。
3. 炖时要一次加足水量，中途不宜加水掀盖。

煮 煮是将原材料放在多量的汤汁或清水中，先用大火煮沸，再用中火或小火慢慢煮熟。煮不同于炖，煮比炖的时间要短，一般适用于体小、质软类的原材料。

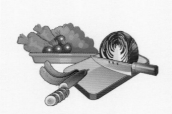

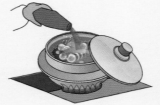

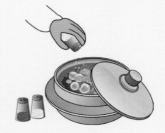

❶将原材料洗净，切好。

❷油烧热，放入原材料稍炒，注入适量的清水或汤汁，用大火煮沸，再用中火煮至熟。

❸最后放入调味料即可。

操作要点

1. 煮时不要过多地放入葱、姜、料酒等调味料，以免影响汤汁本身的味道。
2. 不要过早过多地放入酱油，以免汤味变酸，颜色变暗发黑。
3. 忌让汤汁大滚大沸，以免肉中的蛋白质分子运动激烈而使汤浑浊。

煲是将原材料用小火，慢慢地熬煮。煲汤往往选择富含蛋白质的动物原料，一般需要3个小时左右。

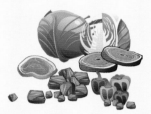

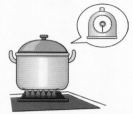

❶ 先将原材料洗净，切好。

❷ 将原材料放锅中，加足冷水，用大火煮沸，改用小火续煮20分钟，加姜和料酒等调料。

❸ 待水再沸后用中火保持沸腾3～4小时，浓汤呈乳白色时即可。

操作要点

1. 中途不要添加冷水。因为正加热的肉类遇冷收缩，蛋白质不易溶解，汤便失去了原有的鲜香味。
2. 不要太早放盐。因为早放盐会使肉中的蛋白质凝固，从而使汤色发暗，浓度不够，外观不美。

 烩是指将原材料油炸或煮熟后改刀，放入锅内加辅料、调料、高汤烩制的烹饪方法，这种方法多用于烹制鱼虾、肉丝、肉片等。

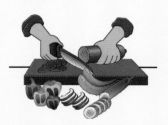

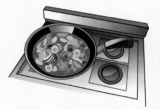

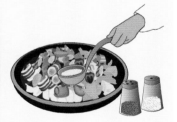

❶ 将所有原材料洗净，切块或切丝。

❷ 炒锅加油烧热，将原材料略炒或余水后加适量清水，再加调味料，用大火煮片刻。

❸ 然后加入芡汁勾芡，搅拌均匀即可。

操作要点

1. 烩菜对原料的要求比较高，多以质地细嫩柔软的动物性原料为主，以脆鲜嫩爽的植物性原料为辅。
2. 烩菜原料均不宜在汤内久煮，多经焯水或过油，有的原料还需上浆后再进行初步熟处理。一般以汤沸即勾芡为宜，以保证成菜的鲜嫩。

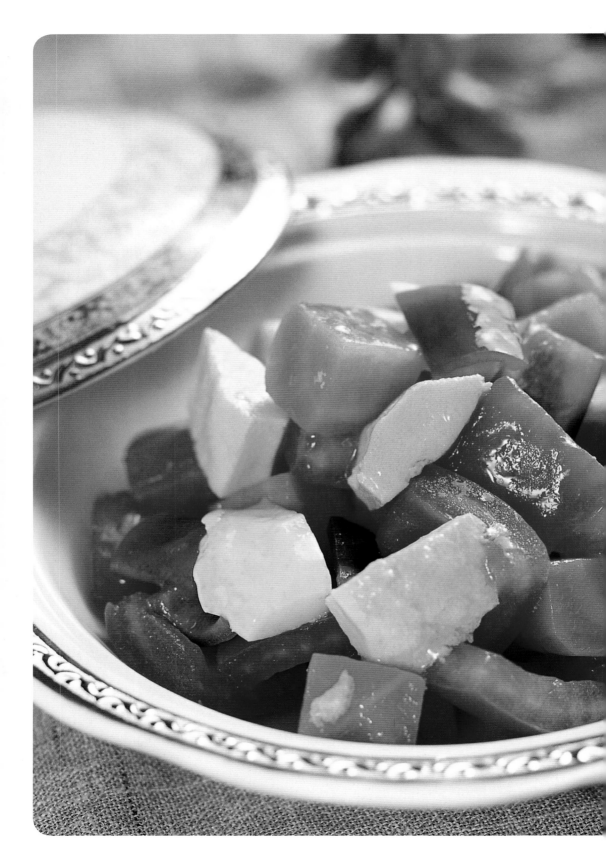

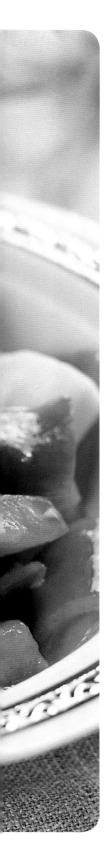

02

热炒

　　热炒是使用得最广泛的一种烹调方法，最能体现菜肴的色、香、味、形。新手下厨，炒菜易学易做；老手下厨，炒菜最见功夫。用热炒的方法来烹饪瓜果，最能突显食材的鲜嫩色泽和清新口感。本章将为您介绍多款瓜果的热炒菜肴。

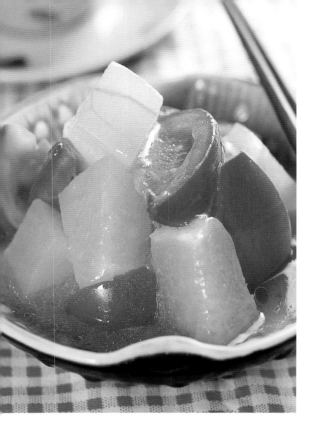

番茄冬瓜

材料
冬瓜、番茄各200克

调味料
盐3克，味精1克，油适量

制作方法
❶ 冬瓜、番茄洗净，去皮，切块。
❷ 热锅下油，放入冬瓜和番茄翻炒至熟。
❸ 加入盐、味精调味即可。

芦笋冬瓜

材料
冬瓜250克，芦笋100克

调味料
盐3克，味精1克，油适量

制作方法
❶ 冬瓜洗净，去皮，切块；芦笋洗净，切段。
❷ 热锅下油，放入冬瓜和芦笋翻炒至熟。
❸ 加入盐、味精调味，出锅盛盘即可。

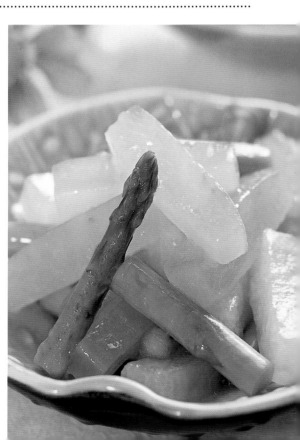

焗黄瓜

材料
黄瓜300克

调味料
番茄酱100克，油适量

制作方法
❶ 黄瓜洗净，去皮，切块。
❷ 热锅下油，放入黄瓜翻炒至变软。
❸ 加入番茄酱翻炒，至黄瓜均匀裹上番茄酱即可出锅。

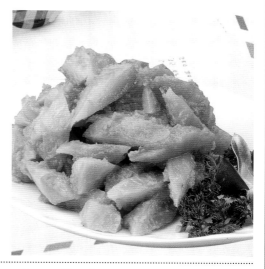

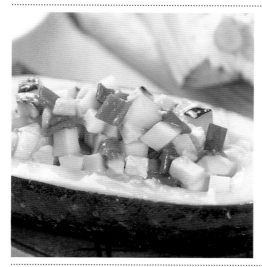

木瓜盅

材料
冬瓜200克，黄瓜、红椒各100克，木瓜1个

调味料
盐、味精、油各适量

制作方法
❶ 冬瓜洗净，去皮，切丁；黄瓜洗净，切丁；红椒洗净，切丁；木瓜洗净，掏空。
❷ 热锅下油，放入冬瓜、黄瓜、红椒翻炒至熟。
❸ 加入盐、味精调味，出锅装入木瓜盅即可。

核桃冬瓜

材料
冬瓜250克，核桃100克

调味料
盐3克，味精1克，油适量

制作方法
❶ 冬瓜洗净，去皮，切块；核桃去壳，取肉。
❷ 热锅下油，放入冬瓜和核桃翻炒至熟。
❸ 加入盐、味精调味即可。

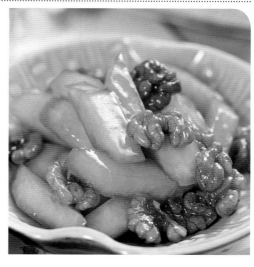

19

肉末黄瓜

材料

黄瓜350克，猪肉100克，红椒适量

调味料

盐、味精、油各适量

制作方法

① 猪肉洗净，剁末，用盐腌制；黄瓜洗净，切丁；
红椒洗净，切碎。

② 油锅烧热，放入猪肉末滑熟，捞出，留少
许底油再入黄瓜和红椒炒熟。

③ 放入猪肉和盐翻炒，加入味精调味即可。

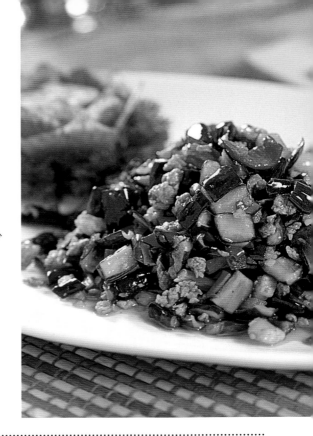

冬瓜花

材料

冬瓜200克，葱、蒜、红椒各适量

调味料

盐、味精、油各适量

制作方法

① 冬瓜洗净，去皮，切条；葱洗净，切段；
蒜洗净，切片；红椒洗净，切条。

② 热锅下油，加葱段、蒜片炒香，再放入冬瓜、
红椒翻炒至熟。

③ 加入盐、味精调味，出锅即可。

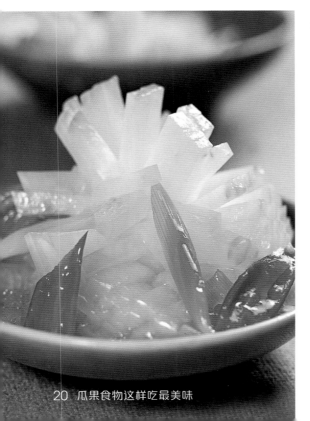

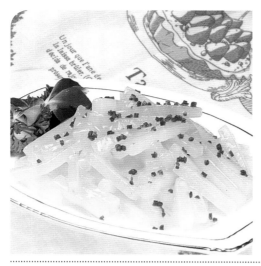

腊肉冬瓜

材料

冬瓜150克，腊肉适量

调味料

盐、味精、油各适量

制作方法

❶ 冬瓜洗净，去皮，切条；腊肉洗净，切丁。

❷ 热锅下油，放入冬瓜、腊肉翻炒。

❸ 加入盐炒熟，放入味精调味，出锅即可。

草菇黄瓜

材料

黄瓜300克，草菇100克，红椒适量

调味料

盐、味精、蚝油、油各适量

制作方法

❶ 黄瓜洗净，去皮，切块；红椒洗净，切片；
草菇洗净。

❷ 油锅烧热，放入草菇、黄瓜、红椒翻炒。

❸ 放入盐，加入味精调味，淋上蚝油翻炒均
匀即可。

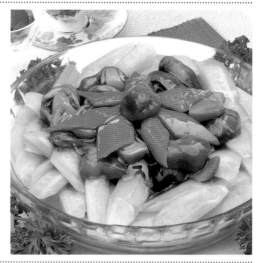

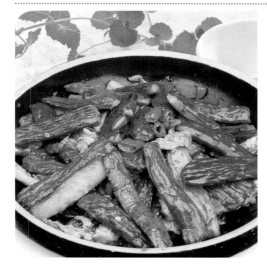

脆皮黄瓜

材料

黄瓜200克，鸡蛋2个，朝天椒适量

调味料

盐、味精、油各适量

制作方法

❶ 黄瓜洗净，切片；鸡蛋打散；朝天椒洗净，
切丁。

❷ 油锅烧热，放入鸡蛋炒熟，捞出，锅内留油，
放入黄瓜和朝天椒翻炒至熟。

❸ 入鸡蛋，加入盐和味精翻炒均匀即可。

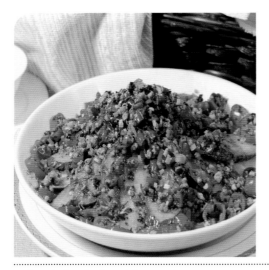

紫苏炒黄瓜

材料
黄瓜300克，紫苏100克，红椒适量

调味料
盐、味精、油各适量

制作方法
❶ 黄瓜洗净，切片；紫苏洗净，切碎；红椒洗净，切圈。
❷ 油锅烧热，放入黄瓜、紫苏、红椒翻炒至熟。
❸ 放入盐、味精调味即可。

肉片炒黄瓜

材料
黄瓜300克，猪肉、干辣椒、蒜、花生米各适量

调味料
盐、味精、香油、五香粉、油各适量

制作方法
❶ 黄瓜洗净，切片；猪肉洗净，切片；蒜洗净。
❷ 油锅烧热，放入猪肉炒熟后，加入黄瓜、干辣椒、蒜、花生米翻炒。
❸ 放入盐、香油、味精、五香粉调味即可。

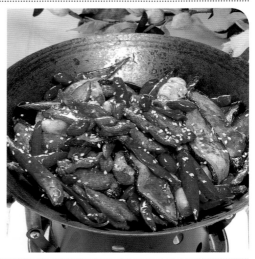

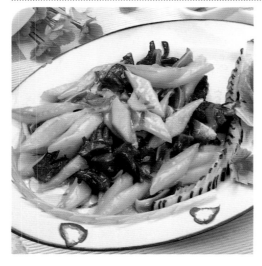

黄瓜炒木耳

材料
黄瓜、黑木耳各200克，胡萝卜适量

调味料
盐3克，味精1克，油适量

制作方法
❶ 黄瓜洗净，去皮，切菱形；黑木耳泡发后洗净，切片；胡萝卜洗净，切片。
❷ 热锅下油，放入黄瓜、黑木耳、胡萝卜翻炒。
❸ 加入盐炒熟，入味精调味即可出锅。

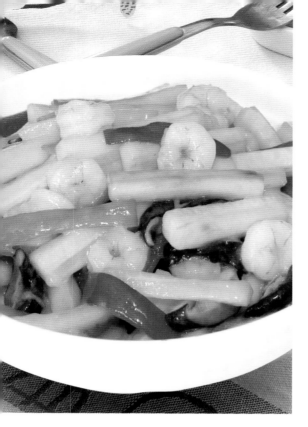

虾仁炒黄瓜

材料

黄瓜200克，香菇、虾仁、红椒各适量

调味料

盐、味精、油各适量

制作方法

❶ 黄瓜洗净，去皮，切条；香菇洗净，泡发，切片；虾仁洗净；红椒洗净，切片。

❷ 热锅下油，放入黄瓜、香菇、虾仁、红椒翻炒。

❸ 加入盐炒熟，放入味精调味即可。

山药炒黄瓜

材料

黄瓜、山药各200克，红椒适量

调味料

盐、味精、油各适量

制作方法

❶ 黄瓜、山药洗净，去皮，切条；红椒洗净，切条。

❷ 热锅下油，放入山药翻炒，至变软时放入黄瓜和红椒。

❸ 加入盐炒熟，放入味精调味，出锅即可。

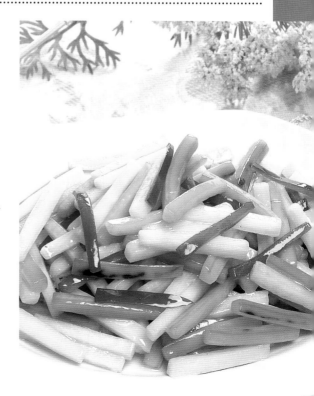

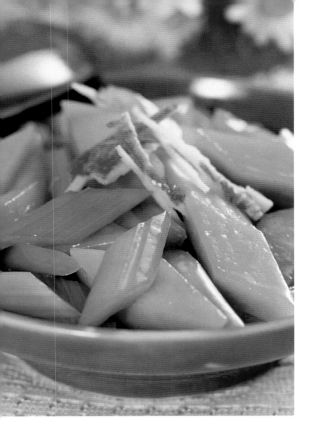

西芹糖南瓜

材料

南瓜、西芹各250克，葱白、红椒各适量

调味料

白糖20克，油、盐各适量

制作方法

❶ 南瓜洗净，去皮、瓤，切块；西芹洗净，切段；葱白、红椒洗净，切丝。

❷ 热锅下油，入南瓜、西芹、红椒翻炒。

❸ 再放入葱白和糖，加盐调味炒熟即可。

酸辣黄瓜

材料

黄瓜300克，干辣椒50克

调味料

盐、味精各2克，醋10毫升，油适量

制作方法

❶ 黄瓜洗净，切片；干辣椒洗净，切段。

❷ 热锅下油，放入黄瓜翻炒至软。

❸ 加入干辣椒和醋炒熟，放入盐和味精调味即可。

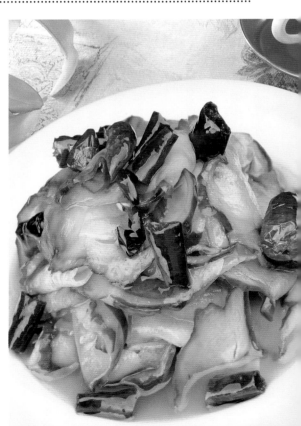

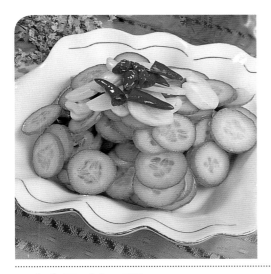

蒜片炒黄瓜

材料
黄瓜200克，蒜100克，朝天椒适量

调味料
盐、味精、油各适量

制作方法
❶ 黄瓜洗净，去皮，切片；蒜洗净，切片；朝天椒洗净，切段。
❷ 油烧热，放入蒜片和朝天椒爆香，加入黄瓜炒熟。
❸ 加入盐和味精调味即可。

砂锅苦瓜

材料
苦瓜300克，猪肉150克，干辣椒适量

调味料
盐3克，味精1克，油适量

制作方法
❶ 苦瓜洗净，去瓤，切条；猪肉洗净，切片；干辣椒洗净切段。
❷ 热锅下油，放入猪肉炒香后捞出，锅内留油，放入苦瓜和干辣椒翻炒。
❸ 再放入猪肉炒匀，加入盐和味精调味，炒熟，倒入砂锅即可。

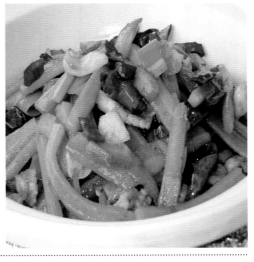

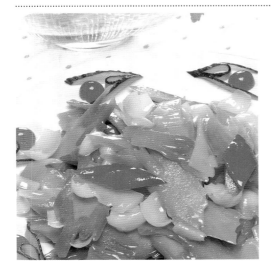

苦瓜炒百合

材料
苦瓜200克，百合、菠萝各100克，红椒适量

调味料
盐3克，糖、生抽、油各适量

制作方法
❶ 苦瓜洗净，去瓤，切片；百合洗净；菠萝洗净，去皮，切片；红椒洗净，切片。
❷ 热锅下油，放入苦瓜翻炒，再入百合、菠萝和红椒，炒熟。
❸ 加入盐、糖和生抽炒匀即可。

辣炒苦瓜

材料

苦瓜400克，干辣椒适量

调味料

盐4克，味精2克，油适量

制作方法

❶ 苦瓜洗净，去瓤，切条；干辣椒洗净切段。

❷ 热锅下油，放入苦瓜和干辣椒翻炒。

❸ 加入盐和味精调味，炒熟即可。

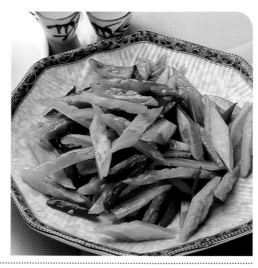

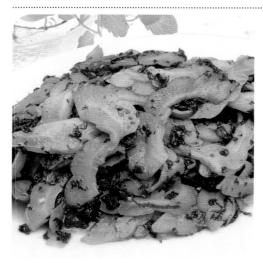

酸菜末苦瓜

材料

苦瓜300克，酸菜100克，红椒适量

调味料

盐3克，鸡精2克，油适量

制作方法

❶ 苦瓜洗净，去瓤，切片；酸菜洗净，切碎；红椒洗净，切圈。

❷ 热锅放油，入苦瓜大火翻炒，加入酸菜碎和红椒翻炒至熟。

❸ 加入盐、鸡精调味即可。

西芹苦瓜

材料

苦瓜、西芹各150克，红椒50克

调味料

盐、味精、油各适量

制作方法

❶ 苦瓜洗净，去瓤，切条；西芹洗净，切段；红椒洗净，切丁。

❷ 热锅下油，放入苦瓜、西芹和红椒翻炒。

❸ 加入盐、味精炒匀，熟后出锅即可。

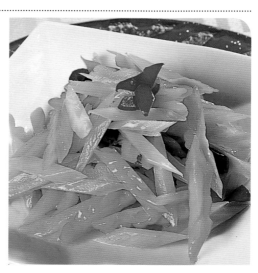

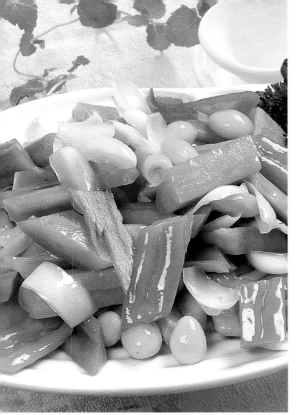

白果炒苦瓜

材料

苦瓜300克，百合、白果各100克，红椒适量

调味料

盐3克，白糖、油各适量

制作方法

❶ 苦瓜洗净，去瓤，切片；百合、白果洗净浸泡；红椒洗净，切片。

❷ 热锅下油，放入苦瓜翻炒，再入白果、百合和红椒，炒熟。

❸ 加入盐和白糖炒匀即可。

百合菠萝炒苦瓜

材料

苦瓜200克，百合、菠萝各100克，圣女果50克

调味料

盐3克，油、糖各适量

制作方法

❶ 苦瓜洗净，去瓤，切片；百合洗净；菠萝洗净，去皮，切片；圣女果洗净，对半切开。

❷ 热锅下油，放入苦瓜翻炒，再入百合、菠萝和圣女果，炒熟。

❸ 加入盐和糖炒匀即可。

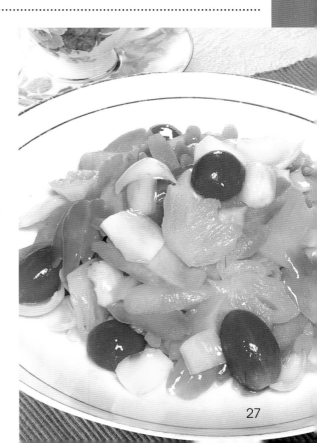

芽菜炒黄瓜

材料

黄瓜300克，猪肉、芽菜、红椒各适量

调味料

盐、味精、香油、酱油、油各适量

制作方法

❶ 黄瓜洗净，切片；猪肉洗净，切丁；红椒洗净，切圈；芽菜洗净，切碎。

❷ 油锅烧热，放入猪肉、黄瓜、芽菜、红椒翻炒。

❸ 放入盐和香油翻炒，加入味精、酱油调味炒熟即可。

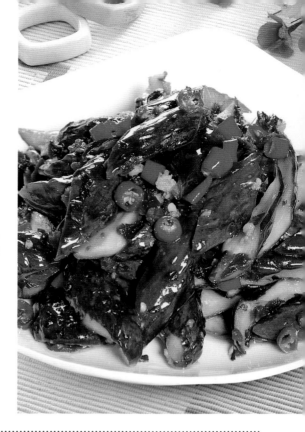

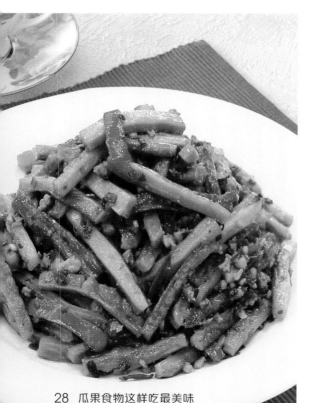

干煸苦瓜

材料

苦瓜400克，红椒、咸菜、蒜各适量

调味料

盐2克，味精1克，生抽、油各适量

制作方法

❶ 苦瓜洗净，去瓤，切条；红椒洗净，切条；蒜切末；咸菜洗净，切丁。

❷ 热锅下油，下苦瓜和红椒煸炒，至变软后，加入咸菜、蒜翻炒。

❸ 加入盐炒熟，放入味精和生抽调味，出锅盛盘即可。

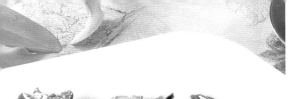

雪菜梗炒苦瓜

材料
苦瓜300克，雪菜梗100克，红椒适量

调味料
盐3克，鸡精2克，油适量

制作方法
❶ 苦瓜洗净，去瓤，切片；雪菜梗洗净，切碎；红椒洗净，切圈。
❷ 热锅放油，入苦瓜大火翻炒，加入雪菜梗和红椒翻炒至熟。
❸ 加入盐、鸡精调味即可。

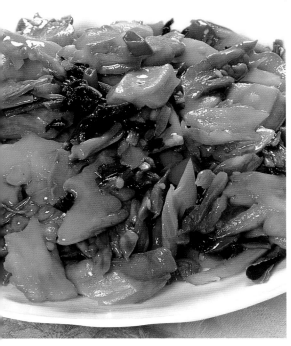

木瓜炒银芽

材料
木瓜、豆芽各250克，黄瓜、橙子、红椒各适量

调味料
盐、味精、油各适量

制作方法
❶ 木瓜洗净，去皮，切条；豆芽洗净；黄瓜、橙子洗净，切片；红椒洗净，切丁。
❷ 热锅下油，放入木瓜和豆芽翻炒至熟，加入盐和味精调味，装盘。
❸ 将黄瓜、橙子和红椒码在盘边点缀即可。

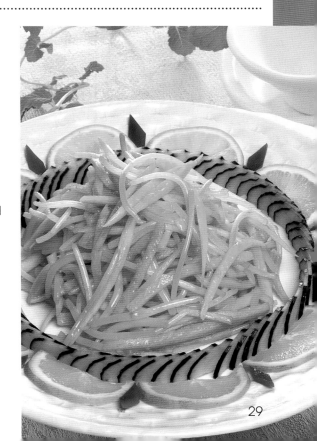

29

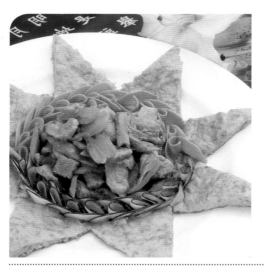

回味苦瓜

材料

苦瓜、猪肉、黄瓜、火腿各100克，蛋皮适量

调味料

盐、味精、油各适量

制作方法

❶ 苦瓜洗净，去瓤，切片；猪肉洗净，切片；黄瓜洗净，去皮，切片；火腿洗净，切片。

❷ 将蛋皮切三角形，与黄瓜、火腿摆盘。

❸ 热锅下油，放入苦瓜和猪肉翻炒至熟，加入盐和味精调味，装盘即可。

蜜汁百合南瓜

材料

南瓜250克，百合150克，红椒适量

调味料

白糖20克，蜜汁5毫升，油适量

制作方法

❶ 南瓜去皮，去瓤，洗净，切菱形片；红椒、百合洗净，切片。

❷ 热锅下油，放入南瓜、百合和红椒翻炒，加入白糖炒熟。

❸ 取出，淋上蜜汁即可。

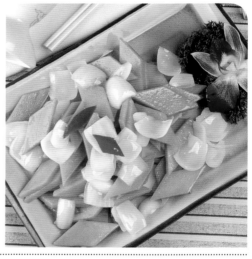

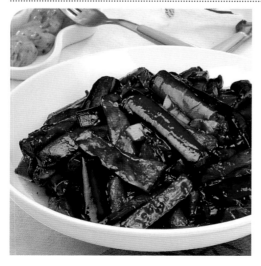

香爆茄子

材料

茄子300克，蒜15克

调味料

老抽、盐、味精、糖各适量

制作方法

❶ 茄子洗净，切条；蒜洗净，切丁。

❷ 热锅下油，放入蒜爆香，下入茄子翻炒。

❸ 加入糖、老抽炒熟，放入盐、味精调味即可。

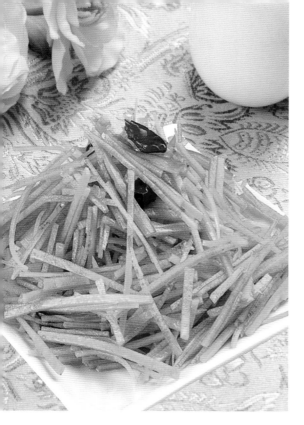

蒜香南瓜

材料

南瓜450克，蒜、青椒、干辣椒段各适量

调味料

盐、味精、油各适量

制作方法

❶ 南瓜洗净，去皮，去瓤，切丝；青椒洗净，切丝；蒜洗净，切碎。

❷ 热锅下油，放入蒜爆香，入南瓜、青椒和干辣椒炒熟。

❸ 加入盐、味精炒匀即可。

豆豉西葫芦

材料

西葫芦300克，红椒、豆豉各20克

调味料

盐3克，味精1克，油适量

制作方法

❶ 西葫芦洗净，去皮，切块；红椒洗净，切片。

❷ 热锅下油，放入豆豉爆香，再入西葫芦和红椒翻炒。

❸ 加入盐炒熟，放入味精调味即可。

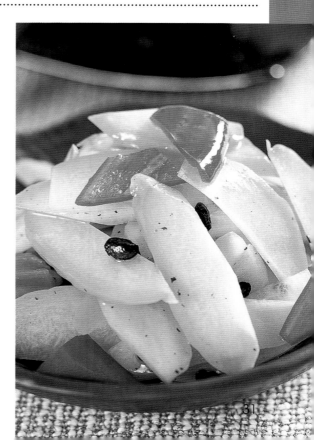

话梅南瓜

材料

南瓜400克，话梅适量

调味料

盐、味精、油各适量

制作方法

❶ 南瓜洗净，去皮，去瓤，切块。

❷ 热锅下油，放入南瓜翻炒，加入话梅和清水稍焖。

❸ 加入盐、味精炒匀，出锅即可。

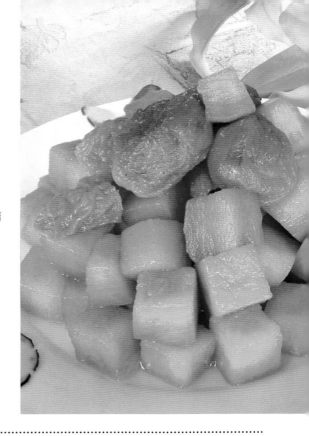

莲藕南瓜

材料

南瓜、莲藕各200克，红椒适量

调味料

盐、味精、油各适量

制作方法

❶ 南瓜去皮，去瓤，洗净，切片；莲藕洗净，切块；红椒洗净，切片。

❷ 热锅下油，放入南瓜、莲藕和红椒翻炒。

❸ 放入盐和味精炒熟即可出锅。

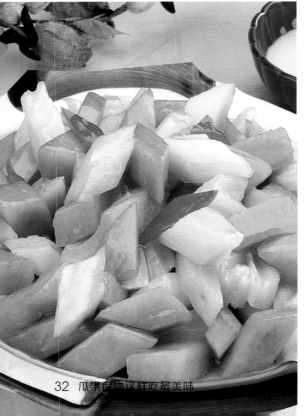

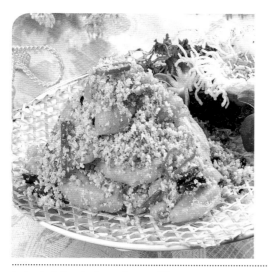

面包糠炒南瓜

材料

南瓜300克，面包糠100克，青椒、红椒、干辣椒段各适量

调味料

盐3克，味精2克，油适量

制作方法

❶ 南瓜洗净，去皮，切片；青椒、红椒洗净，切丝。

❷ 热锅入油，放入南瓜、青椒、红椒炒熟。

❸ 调入面包糠、盐、味精，炒匀即可。

百合炒南瓜

材料

南瓜300克，百合200克

调味料

盐、味精、生抽、油各适量

制作方法

❶ 南瓜去皮，去瓤，洗净，切片；百合洗净。

❷ 热锅下油，放入南瓜、百合翻炒。

❸ 放入盐、味精和生抽炒熟即可出锅。

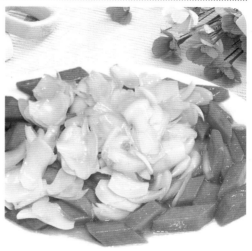

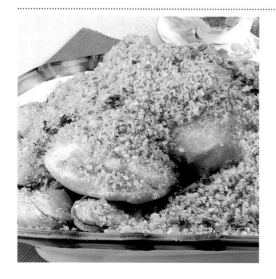

面包糠茄夹

材料

茄子400克，面包糠200克，面粉、红椒、葱各适量

调味料

盐3克，味精2克，油适量

制作方法

❶ 面粉加水和成面糊；茄子洗净，切条，裹上面糊；红椒、葱洗净，切碎。

❷ 热锅入油，放入茄子炸至变色，捞出。

❸ 锅内留油，放入面包糠、红椒、葱、茄子同炒，加入盐、味精炒熟即可。

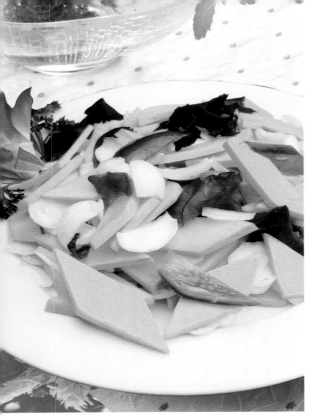

南瓜百合炒木耳

材料
南瓜250克，百合、黑木耳各100克，青椒适量

调味料
白糖20克，蜜汁6克，盐3克，油适量

制作方法
1. 南瓜洗净，去皮，切块；百合、黑木耳洗净泡发，木耳切片；青椒洗净切菱形片。
2. 锅中油热，放入南瓜、百合、黑木耳、青椒，加入白糖、盐翻炒。
3. 取出，淋上蜜汁即可。

南瓜百合炒腰豆

材料
南瓜250克，百合、腰豆各150克

调味料
盐、味精、油各适量

制作方法
1. 南瓜去皮，去瓤，洗净，切块；百合洗净；腰豆洗净，提前泡好。
2. 热锅下油，放入南瓜、百合和腰豆翻炒。
3. 放入盐和味精炒熟即可出锅。

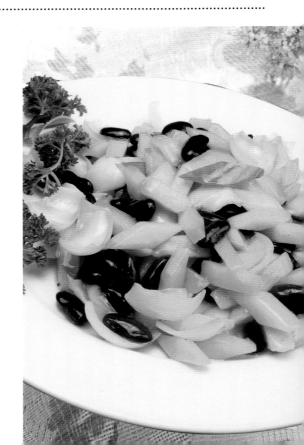

黄瓜玉米粒

材料

黄瓜、香芋、枸杞、玉米粒、柠檬各适量

调味料

盐、味精、油各适量

制作方法

❶ 黄瓜、香芋洗净，去皮，切丁；柠檬洗净，切片；枸杞、玉米粒洗净。

❷ 热锅下油，放入黄瓜、香芋、玉米粒翻炒。

❸ 加入盐和枸杞炒熟，放入味精调味，装盘，用柠檬片点缀即可。

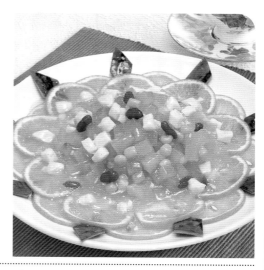

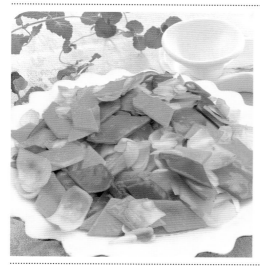

荷兰豆南瓜炒百合

材料

南瓜250克，百合、荷兰豆各150克

调味料

盐、味精、油各适量

制作方法

❶ 南瓜去皮，去瓤，洗净，切片；百合洗净；荷兰豆择洗净。

❷ 热锅下油，放入南瓜、百合和荷兰豆翻炒。

❸ 放入盐和味精炒熟即可出锅。

香菜爆南瓜丝

材料

南瓜300克，香菜150克，葱、干辣椒段适量

调味料

盐、油、味精各适量

制作方法

❶ 南瓜去皮，去瓤，洗净，切丝；香菜洗净，切段；葱洗净，切段。

❷ 油烧热，加入干辣椒炸香，再放入南瓜和香菜翻炒，再入葱段炒熟。

❸ 加入盐和味精调味即可。

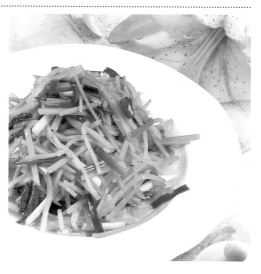

南瓜玉米烙

材料
南瓜250克、面粉、玉米粒、虾仁、葱段各适量

调味料
盐、味精、油各适量

制作方法
❶ 南瓜去皮，去瓤，洗净，剁碎，裹上面粉；玉米粒、虾仁洗净。
❷ 热锅下油，放入南瓜炸至变色捞出。
❸ 锅内留油，放入玉米粒、虾仁翻炒，再入南瓜稍炒，加入盐、味精炒熟起锅，撒上葱段即可。

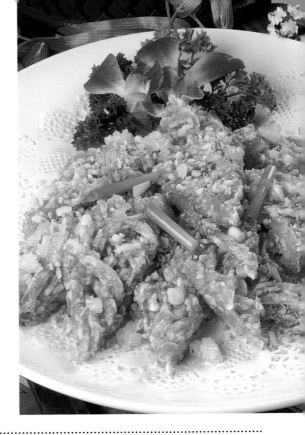

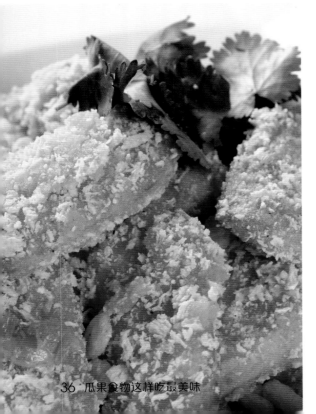

焗香虾皮炒南瓜

材料
南瓜250克，面包糠100克，面粉80克，虾皮70克

调味料
白糖25克，油适量

制作方法
❶ 南瓜洗净，去皮、瓤，切块；面粉和水做成糊，将南瓜沾满面糊，再撒上白糖和面包糠，入油锅炸至金黄色，捞出。
❷ 热锅留底油，放入白糖和虾皮，再加入炸好的南瓜翻炒至熟即可。

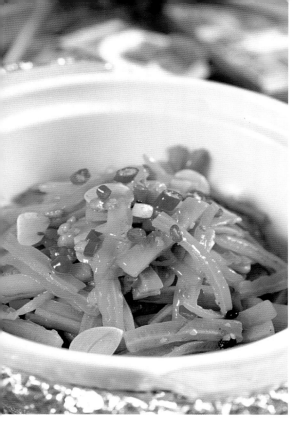

红椒苦瓜

材料

苦瓜350克，红椒、蒜各适量

调味料

盐3克，味精1克，生抽适量

制作方法

❶ 苦瓜洗净，去瓤，切条；红椒洗净，切圈；
蒜洗净，切丁。

❷ 热锅下油，放入蒜爆香，加入苦瓜和红椒
翻炒。

❸ 加入盐、味精、生抽调味，炒熟即可。

白果百合炒南瓜

材料

南瓜250克，百合、白果各100克

调味料

白糖20克，蜜汁6克，油适量

制作方法

❶ 南瓜洗净，去皮、瓤，切块；百合、白果
洗净泡好。

❷ 锅中热油，放入南瓜、百合、白果，加入
白糖翻炒至熟。

❸ 取出，淋上蜜汁即可。

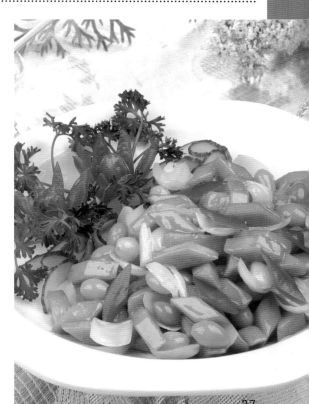

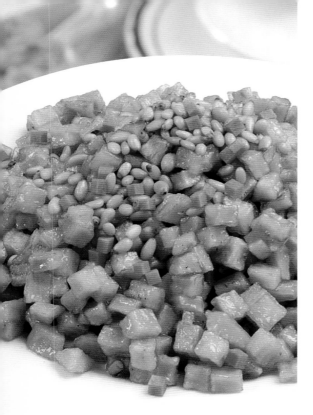

松仁茄丁

材料
茄子400克，胡萝卜、松仁各适量

调味料
味精、盐各适量

制作方法
❶ 茄子洗净，去皮，切丁；胡萝卜洗净，切丁。
❷ 热锅下油，放入茄子炒至变软，再放入松仁和胡萝卜翻炒。
❸ 加入味精、盐炒熟，出锅即可。

蛏子炒茄子

材料
蛏子、茄子各200克，红椒、黄椒、葱各适量

调味料
盐、味精、香油各适量

制作方法
❶ 蛏子洗净，切段；茄子洗净，切段；红椒、黄椒洗净，切片；葱洗净，切段。
❷ 热锅下油，放入蛏子、茄子、红椒、黄椒翻炒。
❸ 加入葱段翻炒至熟，放入盐和味精调味，淋上香油即可。

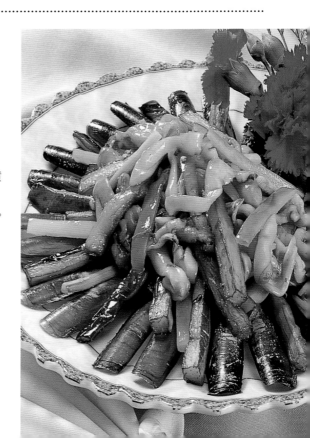

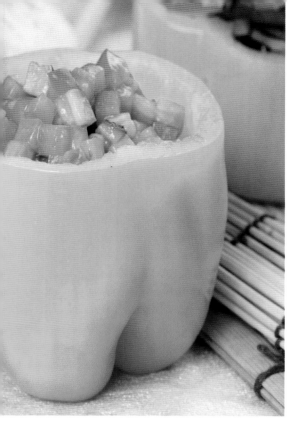

茄子盅

材料

黄椒1个，茄子、胡萝卜各适量

调味料

盐、味精各适量

制作方法

❶ 黄椒洗净,打开,掏空瓤和籽;茄子洗净,去皮,切丁;胡萝卜洗净,切丁。

❷ 热锅下油，放入茄子和胡萝卜炒熟。

❸ 加入盐和味精调味，装入黄椒中即可。

甜香茄片

材料

茄子、白萝卜各200克，猪肉20克

调味料

甜面酱、番茄酱、盐、味精各适量

制作方法

❶ 茄子洗净，切片；白萝卜洗净，去皮，切片；猪肉洗净，切丝。

❷ 热锅下油，放入猪肉翻炒，加入盐、味精、番茄酱炒熟。

❸ 锅内留油，放入茄子和白萝卜炒熟，装盘，放入炒好的猪肉，淋上甜面酱即可。

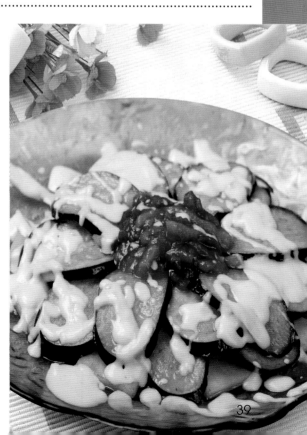

丝瓜滑菇

材料

丝瓜、滑菇各250克，红椒50克

调味料

盐3克，油适量

制作方法

❶ 丝瓜洗净，去皮，切条；滑菇洗净，浸泡；红椒洗净，切片。

❷ 热锅下油，放入丝瓜翻炒，再入滑菇和红椒炒匀。

❸ 放入盐炒熟，出锅即可。

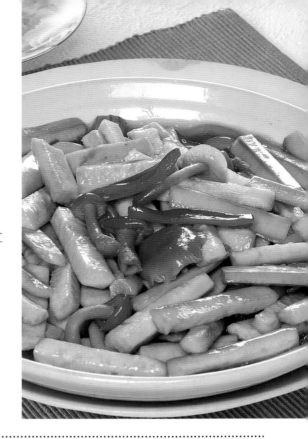

海味丝瓜油条

材料

丝瓜400克，海蜇、油条各100克，红椒适量

调味料

盐2克，味精1克，油适量

制作方法

❶ 丝瓜削去老皮，洗净，切片；油条撕成小片；红椒洗净，切片；海蜇洗净，切片。

❷ 锅中热油，下入丝瓜、海蜇、油条和红椒翻炒，加入适量水稍焖。

❸ 待丝瓜熟后，加盐和味精调味即可。

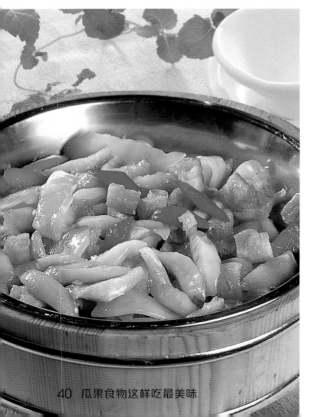

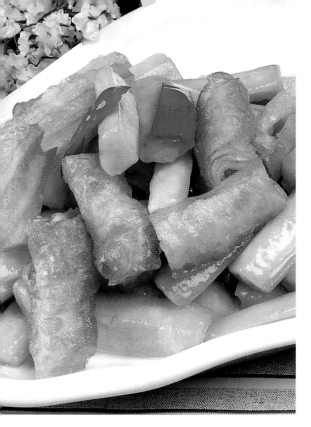

油条丝瓜

材料

丝瓜200克,油条2根,红椒1个,蒜蓉适量

调味料

盐2克,油适量

制作方法

❶ 丝瓜去皮,洗净,切长段;油条切段;红椒洗净,切片。

❷ 锅中油热,放入蒜泥爆香,下入丝瓜炒至出水后,再入油条和红椒煸炒。

❸ 待丝瓜熟后,加盐调味即可。

上汤蛤蜊丝瓜

材料

丝瓜、蛤蜊各300克,蒜、红椒各适量

调味料

盐、味精各3克,料酒、上汤、油各适量

制作方法

❶ 丝瓜削去老皮,洗净,切小块;蛤蜊洗净,用盐和料酒腌制;蒜洗净,切片;红椒洗净,切片。

❷ 热锅下油,放入丝瓜、蛤蜊、蒜、红椒翻炒,加入上汤稍焖。

❸ 加入盐和味精调味,炒熟即可。

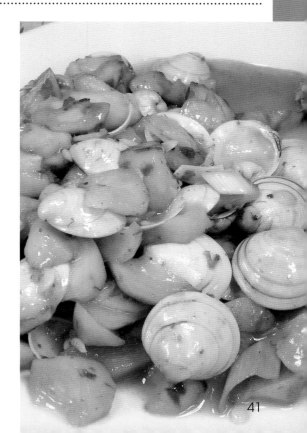

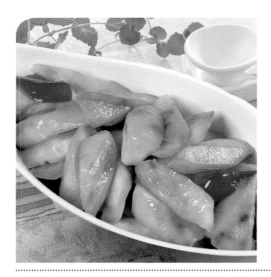

清炒丝瓜

材料
丝瓜300克，红椒适量

调味料
盐、味精、油各适量

制作方法
❶ 丝瓜削去老皮，洗净，切块；红椒洗净，切片。
❷ 锅中热油，放入红椒爆香，下入丝瓜炒熟。
❸ 待丝瓜熟后，加盐和味精调味即可。

南瓜莲藕炒莲子

材料
南瓜、莲藕各200克，莲子50克

调味料
盐、味精、油各适量

制作方法
❶ 南瓜去皮，去瓤，洗净，切粒；莲藕洗净，切丁；莲子洗净，浸泡。
❷ 热锅下油，放入南瓜、莲藕和莲子翻炒。
❸ 放入盐和味精炒熟即可出锅。

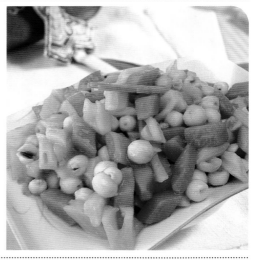

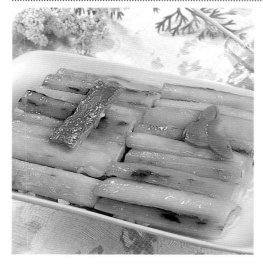

胡萝卜炒丝瓜

材料
丝瓜300克，胡萝卜适量

调味料
盐、味精、油各适量

制作方法
❶ 丝瓜削去老皮，洗净，切长段；胡萝卜洗净，切片。
❷ 锅中热油，放入胡萝卜和丝瓜翻炒，加入水稍焖。
❸ 待丝瓜熟后，加盐和味精调味即可。

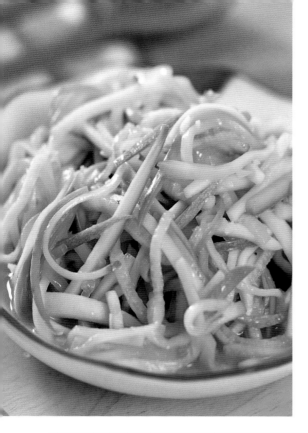

素炒西葫芦

材料

西葫芦400克

调味料

盐、味精、油各适量

制作方法

❶ 西葫芦洗净，去皮，切丝。

❷ 热锅下油，烧热，放入西葫芦翻炒。

❸ 加入盐炒熟，放入味精调味，出锅装盘即可。

西葫芦爆猪肚

材料

西葫芦250克，猪肚、猪肠各150克，红椒适量

调味料

盐、味精、料酒、酱油、油各适量

制作方法

❶ 西葫芦、红椒洗净，切片；猪肚、猪肠洗净，切片，用盐、料酒、酱油腌制。

❷ 热锅下油，放入猪肚和猪肠滑油，入西葫芦、红椒翻炒。

❸ 加入盐炒熟，放入味精调味即可。

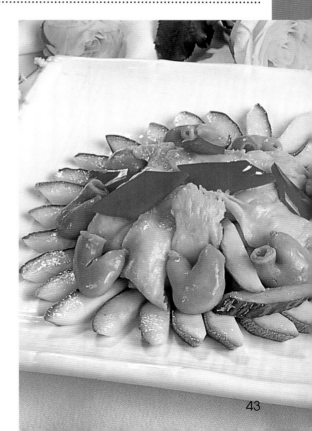

豆豉红油西葫芦

材料

西葫芦300克，豆豉、红椒、葱各适量

调味料

盐3克，味精2克，红油5毫升，油适量

制作方法

❶ 西葫芦洗净，切片；红椒、葱洗净，切末。

❷ 热锅下油，放入豆豉和红椒爆香，放入西葫芦翻炒。

❸ 加入盐和味精调味，炒熟，撒上葱末和红油炒匀出锅即可。

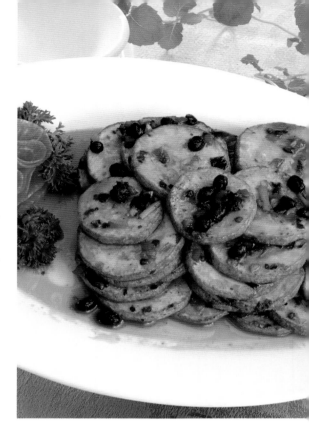

剁椒西葫芦

材料

西葫芦350克，剁椒适量

调味料

盐、味精、油各适量

制作方法

❶ 西葫芦洗净，切丝；剁椒洗净，切碎。

❷ 油锅烧热，放入西葫芦丝翻炒，加入剁椒炒匀。

❸ 加入盐炒熟，入味精调味，炒熟出锅即可。

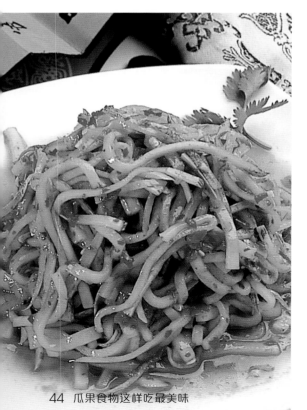

脆皮茄子

材料
茄子400克，胡萝卜、香菜、葱白各适量

调味料
水淀粉、糖、老抽、香油、味精、盐各适量

制作方法
❶ 茄子洗净，切段；胡萝卜、葱白洗净，切丝；
香菜洗净，切段。
❷ 茄子裹上水淀粉，撒上糖，放入热油锅煎
至变色，捞出。
❸ 锅内留油，放入胡萝卜、香菜、葱白和茄
子翻炒，加入剩余调味料炒熟即可。

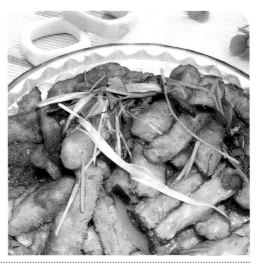

白果炒芦荟

材料
白果、芦荟各200克，西蓝花、胡萝卜各适量

调味料
盐、味精、油各适量

制作方法
❶ 白果洗净；芦荟洗净，去皮，切条；西蓝
花洗净，切块；胡萝卜洗净，切片。
❷ 热锅下油，放入白果、芦荟和胡萝卜翻炒。
❸ 加入盐和味精调味，装盘，放入西蓝花点
缀即可。

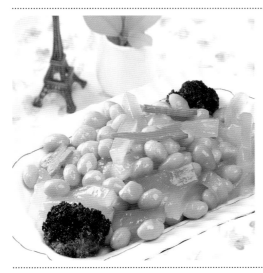

红椒炒西葫芦丝

材料
西葫芦300克，红椒适量

调味料
盐、味精、油各适量

制作方法
❶ 西葫芦洗净，切丝；红椒洗净，切丝。
❷ 油锅烧热，放入西葫芦丝翻炒，加入红椒
丝炒匀。
❸ 加入盐炒熟，入味精调味，炒熟出锅即可。

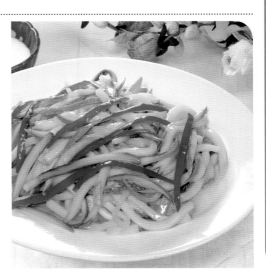

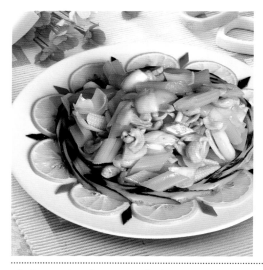

西芹腰果百合

材料
西芹、百合、腰果、红椒、黄瓜、柠檬各适量

调味料
盐、味精、油各适量

制作方法
1. 西芹洗净，切段；百合、腰果洗净；红椒、黄瓜、柠檬洗净，切片。
2. 热锅下油，放入西芹、百合、腰果、红椒翻炒。
3. 加入盐和味精炒熟装盘，用黄瓜和柠檬点缀即可。

黄瓜木耳炒百合

材料
黑木耳、黄瓜各250克，百合、花生米、玉米粒各适量

调味料
盐、味精、油各适量

制作方法
1. 黑木耳洗净，泡发切片；黄瓜洗净，去皮，切片；百合洗净；玉米粒洗净备用。
2. 热锅下油，放入黑木耳、黄瓜翻炒，再放入百合和花生米、玉米粒炒匀。
3. 加入少量水炒熟，加入盐和味精调味即可。

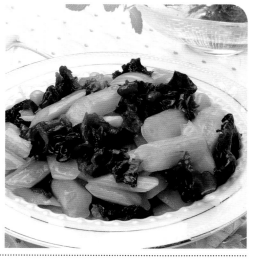

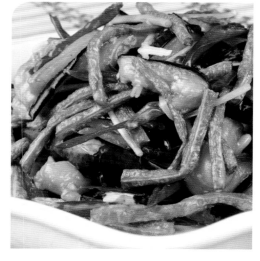

长豆角烧茄子

材料
茄子、豆角各200克，干辣椒15克

调味料
盐、味精各15克，酱油、香油各15毫升

制作方法
1. 茄子、辣椒洗净，切段；豆角洗净，撕去荚丝，切段。
2. 油锅烧热，放干辣椒段爆香，下入茄子和豆角，大火煸炒。
3. 下入盐、味精、酱油、香油调味，翻炒至熟即可。

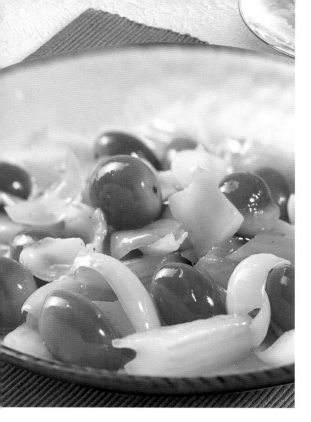

百合炒圣女果

材料
圣女果200克，百合、芹菜梗各100克

调味料
盐、鸡精、油各适量

制作方法
❶ 圣女果、百合洗净；芹菜梗洗净，切段。
❷ 热锅下油，放入芹菜梗翻炒至断生，再入圣女果和百合翻炒。
❸ 加入盐、鸡精调味即可。

木瓜百合

材料
木瓜、百合、芥蓝梗各250克

调味料
盐、味精、油各适量

制作方法
❶ 木瓜洗净，去皮，切条；百合洗净；芥蓝梗洗净，切段。
❷ 热锅下油，放入木瓜、芥蓝梗翻炒，快熟时放入百合炒匀。
❸ 加入盐和味精调味，炒熟即可。

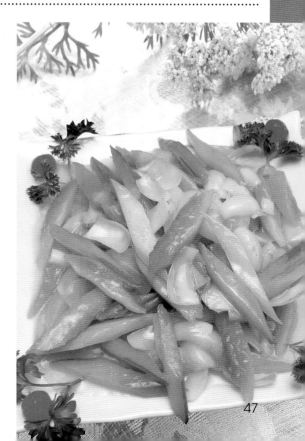

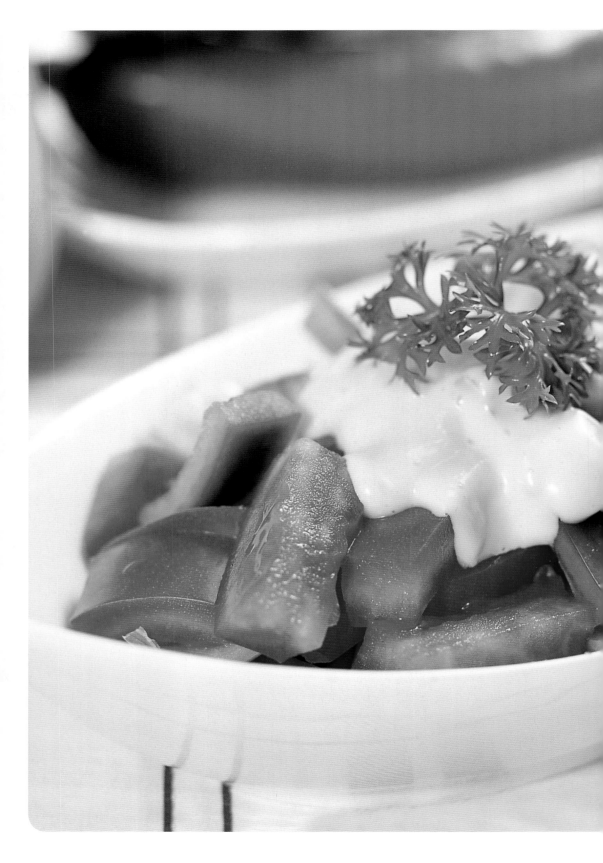

03

凉拌

　　简单爽口的凉拌菜，常常成为百姓餐桌上的重要角色。口味清新的瓜果尤其适合做凉拌菜，而且最能保持食材的原味、鲜味。时尚一族喜爱的蔬果沙拉，也有多种多样的搭配方式。本章将为您介绍瓜果类凉拌菜的制作方法。

橙香瓜条

材料

冬瓜350克，黄瓜、圣女果各少许

调味料

白砂糖、橙汁各适量

制作方法

1. 冬瓜去皮，洗净切条；黄瓜洗净，切片；圣女果洗净，切分为二。
2. 净锅注水，烧开，入冬瓜焯透，捞出，放入橙汁中浸泡2小时。
3. 将泡好的冬瓜捞出，摆盘，放入黄瓜、圣女果点缀，撒上白砂糖即可。

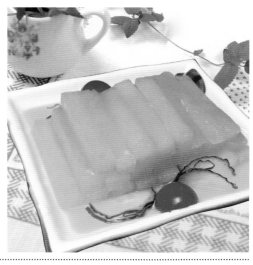

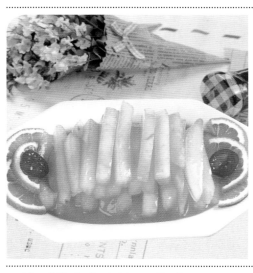

柠檬瓜条

材料

冬瓜300克

调味料

白糖3克，柠檬汁适量

制作方法

1. 冬瓜去皮，洗净切长条形；锅上水烧沸，入冬瓜焯熟，控净水。
2. 将熟透的冬瓜放入加了白糖的柠檬汁中浸泡1小时左右。
3. 捞出冬瓜，摆盘即可。

醋香柠檬瓜条

材料

冬瓜300克，柠檬3个

调味料

白糖、白醋各3克

制作方法

1. 将柠檬洗净，榨成汁，倒入容器内；冬瓜去皮，洗净切长条。
2. 锅注水烧热，下冬瓜焯熟后，放入柠檬汁内浸泡1小时。
3. 取出冬瓜，调入白糖、白醋拌匀，摆盘即可。

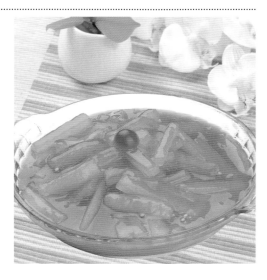

果味瓜条

材料

冬瓜200克，鲜果汁150毫升

调味料

白糖2克

制作方法

① 冬瓜去皮，洗净切条。

② 热锅入水烧沸，入冬瓜焯熟，放入果汁中泡至颜色呈金黄色即可。

③ 取出摆盘，撒上白糖即可食用。

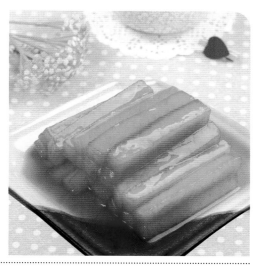

夏果黄瓜橄榄菜

材料

黄瓜、橄榄菜、生菜、夏果各适量

调味料

盐、鸡精各3克

制作方法

① 黄瓜去皮，洗净切丁；橄榄菜洗净；生菜洗净，铺入盘中；夏果去壳。

② 锅入水烧热，入黄瓜、橄榄菜焯透，捞出控水，盛盘内生菜上，将夏果放入。

③ 调入盐、鸡精拌匀，装盘即可。

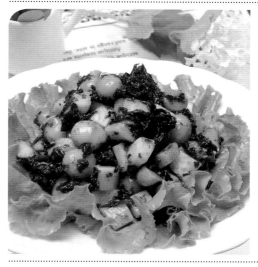

虾香冬瓜

材料

冬瓜200克，虾、香菜末、蒜泥各少许

调味料

盐、醋各适量

制作方法

① 冬瓜去皮洗净，在两侧切上花刀；虾洗净；香菜洗净，切段。

② 净锅注水烧热，将冬瓜焯熟后，捞起沥水装盘；下虾汆熟，撒在冬瓜上，再放入香菜末。

③ 将盐、醋、蒜泥入碗中拌匀，蘸食即可。

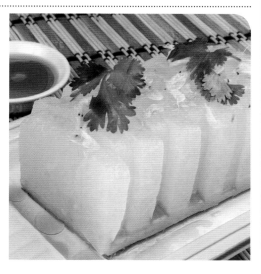

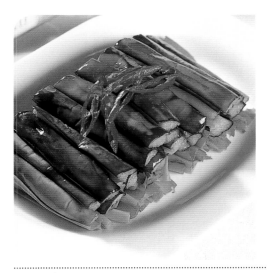

醋拌茄子

材料

茄子200克，生菜50克，红椒少许

调味料

盐、醋各适量

制作方法

❶ 生菜洗净，切段，铺盘；红椒洗净切圈。

❷ 茄子洗净切段，放入开水中焯熟，捞出沥干，装入容器中。

❸ 调入盐和醋拌匀，装盘，撒上红椒即可。

三色冬瓜

材料

冬瓜100克，红椒、橙子各少许

调味料

盐2克

制作方法

❶冬瓜去皮，洗净切片；红椒去蒂，洗净切条；橙子洗净，切片。

❷净锅注水，烧沸，入冬瓜、红椒焯熟，取出沥水装盘。

❸入盐调匀，放上橙片即可食用。

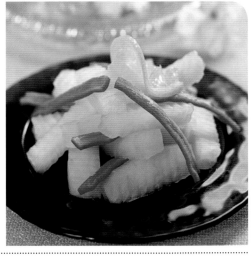

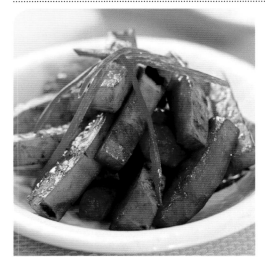

酱冬瓜

材料

冬瓜250克，红椒少许

调味料

盐、酱油、辣椒酱各适量

制作方法

❶ 冬瓜去皮，洗净切条；红辣椒去蒂，洗净切丝。

❷ 锅注水烧热，下冬瓜、红椒焯熟，捞出，盛碗内。

❸ 调入盐、酱油、辣椒酱拌匀，装盘即可。

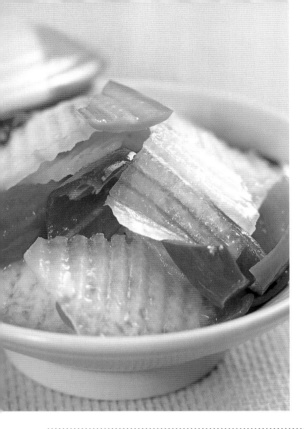

拌冬瓜

材料

冬瓜100克，红、青椒各50克

调味料

盐2克，白醋1毫升，香油少许

制作方法

1. 冬瓜去皮，洗净，切薄片；红、青椒均去蒂，洗净切片。
2. 净锅上水烧沸，放入冬瓜和红、青椒焯熟，捞出入盘。
3. 调入盐、白醋、香油拌匀即可。

芥末黄瓜干

材料

黄瓜150克，枸杞、红皮萝卜各少许

调味料

盐3克，芥末粉5克

制作方法

1. 黄瓜洗净，切薄片；红皮萝卜洗净，切片；枸杞泡发。
2. 净锅上火，注水烧热，入黄瓜略焯，捞出，控净水，入盘。
3. 调入盐、芥末粉拌匀，用红皮萝卜摆盘，撒上枸杞即可。

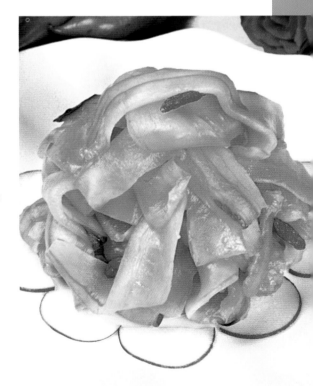

川味黄瓜

材料

黄瓜150克，花生米蒜泥各适量

调味料

盐3克，香油10毫升，辣椒酱5克

制作方法

❶ 黄瓜洗净，切斜片，控净水；花生米洗净。

❷ 油锅烧热，入盐、香油、辣椒酱、花生米、蒜泥调成味汁，盛入碗中。

❸ 将黄瓜摆盘，蘸食即可。

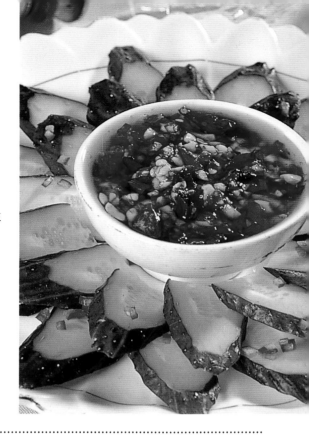

拍黄瓜

材料

黄瓜200克，干椒、蒜泥各少许

调味料

盐、香油、醋各适量

制作方法

❶ 黄瓜洗净，用刀背拍散，切块；干椒洗净，切段。

❷ 锅注水烧沸，下黄瓜焯透，捞起，控净水；入干椒稍焯，捞出。

❸ 调入盐、醋、香油、蒜泥拌匀，即可食用。

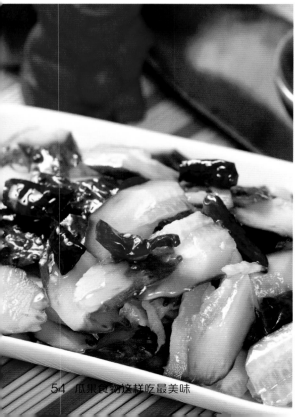

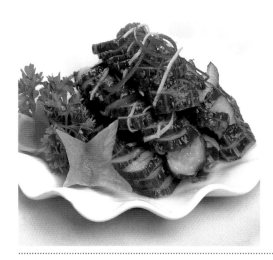

桂花黄瓜

材料

黄瓜200克，红椒、姜丝少许

调味料

盐适量，桂花粉少许

制作方法

① 黄瓜洗净，切片入盘；红椒洗净，切丝。

② 锅入水烧沸，红椒略焯，捞起沥水入盘。

③ 放入盐、桂花粉拌匀，撒上姜丝、红椒丝即可。

脆香瓜条

材料

黄瓜200克，红椒、蒜各少许

调味料

盐、香油各适量

制作方法

① 黄瓜洗净，切长条形；红椒去蒂，洗净切条；蒜去皮，洗净切片。

② 净锅入水烧热，红椒稍焯后，捞出控净水，入盘。

③ 调入盐、香油、蒜片拌匀，即可食用。

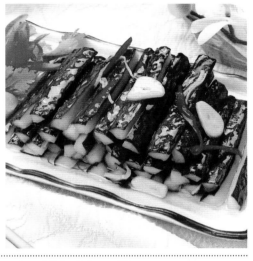

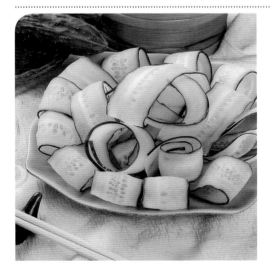

水晶黄瓜

材料

黄瓜200克

调味料

盐3克

制作方法

① 黄瓜洗净，削成长薄片。

② 锅入水烧沸，入黄瓜略焯，捞出，控干水后装盘。

③ 调入盐拌匀，摆盘即成。

沪式小黄瓜

材料

黄瓜250克，蒜泥适量

调味料

盐、香油、辣椒酱、醋各适量

制作方法

❶ 黄瓜洗净，切斜段，装盘。

❷ 净锅烧热，注入清水，下黄瓜稍焯，捞出，控净水，装盘。

❸ 调入盐、香油、辣椒酱、醋、蒜泥拌匀即可。

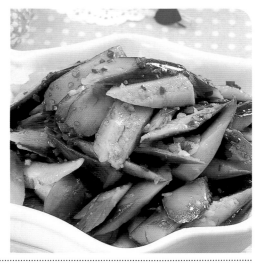

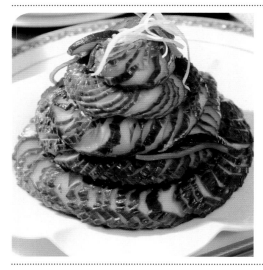

蓑衣黄瓜

材料

黄瓜350克，红椒少许，葱白少许

调味料

盐、鸡精、糖、生抽、白醋、香油各适量

制作方法

❶ 黄瓜洗净，切成蓑衣花刀，用盐腌制20分钟；红椒、葱白洗净，切丝。

❷ 将腌好的黄瓜控干水分，盛盘。

❸ 调入盐、鸡精、糖、生抽、白醋拌匀，摆盘，撒上红椒、葱白，淋上香油即可。

五彩黄瓜卷

材料

黄瓜、胡萝卜、葱白和红、青椒各适量

调味料

盐、酱油各少许

制作方法

❶ 黄瓜洗净，切段去籽挖空；胡萝卜、葱白均洗净切丝；红、青椒均洗净切丝。

❷ 热锅注水烧沸，焯黄瓜、胡萝卜和红椒、青椒，捞出，控干水，入盘。

❸ 将胡萝卜、红椒、青椒、葱白调入盐、酱油，拌匀，填入去籽的黄瓜内摆盘即成。

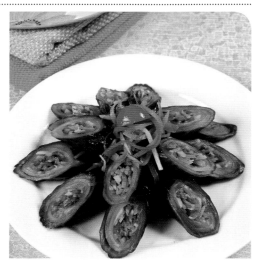

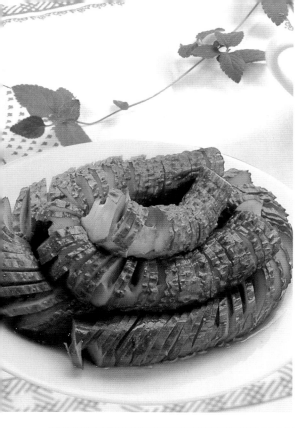

风味酱黄瓜

材料
黄瓜350克

调味料
盐2克，香油、风味酱各适量

制作方法
❶ 黄瓜洗净，切薄片。
❷ 调入盐、香油、风味酱拌匀，摆盘即可。

心里美拍黄瓜

材料
黄瓜200克，心里美萝卜少许

调味料
盐3克，鸡精、香油少许

制作方法
❶ 黄瓜洗净，用刀背拍松黄瓜，切块；心里美萝卜洗净，切块。
❷ 锅入水烧热，入黄瓜、心里美萝卜略焯，捞出沥水。
❸ 入盐、鸡精拌匀，淋上香油即可。

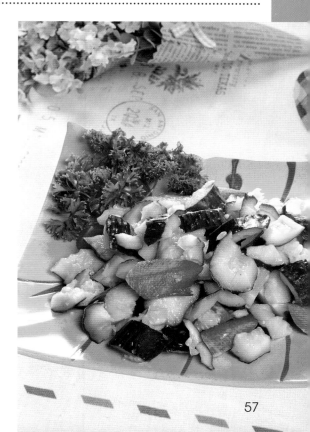

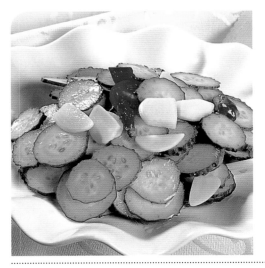

黄瓜拌圣女果

材料

黄瓜150克，干椒、圣女果各少许，蒜4克

调味料

盐2克，香油5毫升，鸡精适量

制作方法

① 黄瓜洗净，切薄片；蒜去皮，洗净切片；圣女果洗净切片；干椒洗净，切碎。

② 调入盐、鸡精、香油拌匀，撒上圣女果、干椒即可。

酱油黄瓜

材料

黄瓜250克，圣女果2个，红椒少许

调味料

盐、酱油、味精各适量

制作方法

① 黄瓜洗净，切长条形；红椒洗净切圈；圣女果洗净。

② 调入盐、酱油、味精拌匀，撒上红椒圈，以圣女果入盘装饰即可。

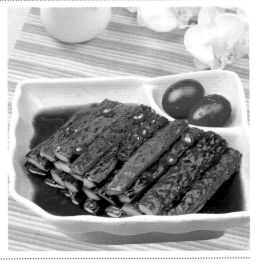

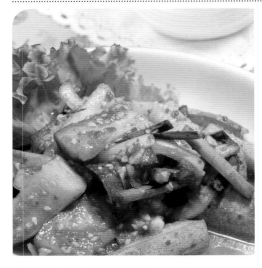

黄瓜拌洋葱

材料

黄瓜200克，洋葱、生菜各少许，蒜适量

调味料

盐2克，芝麻酱适量

制作方法

① 黄瓜洗净，切条形入盘；生菜洗净；蒜洗净，切片；洋葱洗净，切片。

② 注水入热锅内，烧沸，蒜、洋葱焯熟，捞出，控净水，入盘。

③ 调入芝麻酱、盐拌匀，撒上生菜即可。

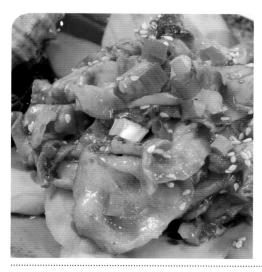

黄瓜拌海蜇

材料

黄瓜100克，海蜇150克，葱适量

调味料

盐3克，芝麻酱适量

制作方法

❶ 黄瓜去皮，洗净切斜片；海蜇洗净；葱洗净，切葱末。

❷ 净锅入水烧沸，入黄瓜微焯，捞出铺于盘中；汆海蜇熟透，捞出，沥干，盛碗内。

❸ 调盐、芝麻酱入碗内拌匀，倒入盘中黄瓜、海蜇上，撒上葱末即可。

芝麻黄瓜

材料

黄瓜250克，干椒、熟芝麻各少许

调味料

盐3克，香油少许

制作方法

❶ 黄瓜洗净，切长段；干椒洗净，切段。

❷ 将黄瓜放入开水中微焯，取出沥干。

❸ 调盐拌匀，放入盘中，撒上干椒、熟芝麻，淋上香油即可。

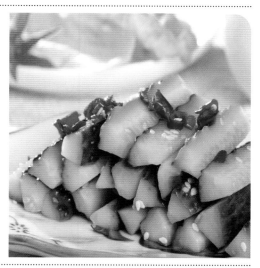

黄瓜拌木耳

材料

黄瓜100克，黑木耳15克，红椒、蒜泥各少许

调味料

盐、醋各适量

制作方法

❶ 黄瓜洗净，切长条形；黑木耳洗净，泡发撕片；红椒洗净，切丝。

❷ 锅注水烧热，下木耳焯熟后捞出，放入盘中。

❸ 调入盐、醋、蒜泥拌匀，撒上红椒即可。

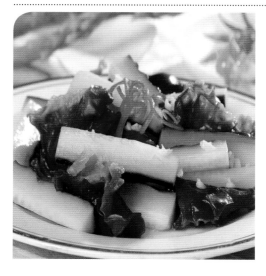

黄瓜脆

材料

黄瓜200克，红椒少许

调味料

盐、香油各适量

制作方法

❶ 黄瓜洗净，切细长条；红椒洗净，切圈。

❷ 将黄瓜加盐腌制变软后，取出放入开水微焯，装盘。

❸ 调入盐、香油拌匀，撒上红椒圈即可。

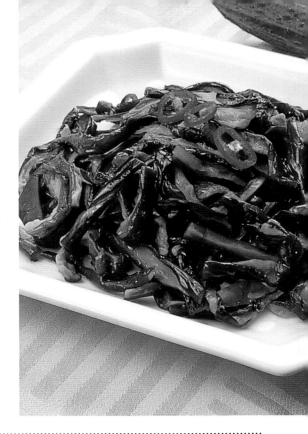

炝黄瓜

材料

黄瓜200克，干椒、葱丝各少许

调味料

盐、花椒、味精、香油、油各适量

制作方法

❶ 黄瓜洗净，切长条。

❷ 油锅烧五成热，入干椒、花椒炒香，再放入葱丝、黄瓜快速炒匀。

❸ 调入盐、味精拌匀，淋上香油即可食用。

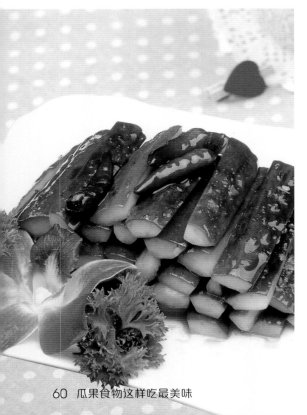

辣酱黄瓜

材料

黄瓜250克

调味料

辣椒酱适量

制作方法

❶ 黄瓜洗净，切成长段后剖开。

❷ 取一小碟，放入辣椒酱。

❸ 将黄瓜摆盘，蘸食即可。

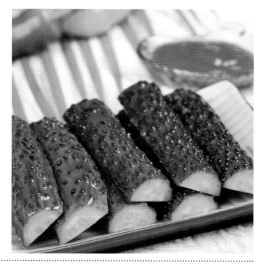

十三香黄瓜

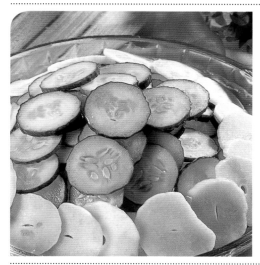

材料

黄瓜200克，蒜15克

调味料

盐、十三香各少许

制作方法

❶ 黄瓜洗净，切薄片；蒜去皮，洗净切片。

❷ 将黄瓜在开水中稍焯，取出装盘。

❸ 调入盐、十三香拌匀，将蒜片摆盘即可。

黄瓜墩

材料

黄瓜300克，红椒、干椒、洋葱各适量

调味料

盐3克，香油10毫升

制作方法

❶ 黄瓜洗净，切成小段，打花刀；干椒洗净切段；红椒去蒂，洗净切丝；洋葱去皮，洗净切丝。

❷ 黄瓜入热水略焯，摆入盘中。

❸ 调入盐、香油搅拌均匀，撒上洋葱丝、红椒丝、干椒，即可食用。

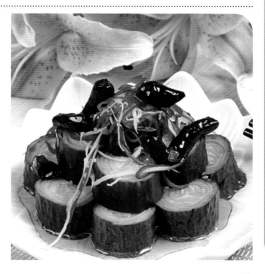

冰镇苦瓜

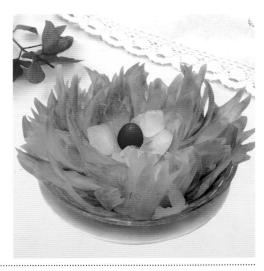

材料

苦瓜300克，冰粒、圣女果各少许

调味料

白糖适量

制作方法

❶ 苦瓜去皮，洗净切片；圣女果洗净。

❷ 入苦瓜于开水中稍焯，捞起，控净水，摆盘。

❸ 撒上冰粒、白糖，放上圣女果装饰，即可食用。

黄瓜泡菜

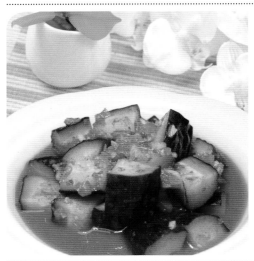

材料

黄瓜100克，泡菜少许

调味料

盐、辣椒酱各适量

制作方法

❶ 黄瓜洗净，切成小块。

❷ 将黄瓜入开水焯一下，捞出，装盘。

❸ 入盐、辣椒酱拌匀，撒上泡菜即可。

油淋茄子

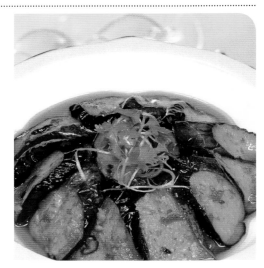

材料

茄子300克，红椒、香菜各少许

调味料

盐3克，红油、辣椒酱各适量

制作方法

❶ 茄子洗净，切斜片；红椒洗净，切末；香菜洗净，切段。

❷ 下茄子入开水焯透，捞出，控净水，放入盘中，撒上红椒、香菜。

❸ 油锅烧热，将盐、红油、辣椒酱调成味汁，淋入盘内即可。

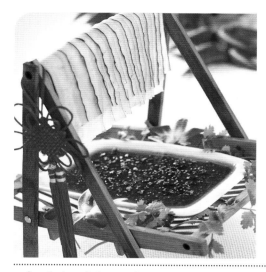

晒衣黄瓜

材料

黄瓜150克，熟芝麻适量

调味料

盐3克，辣椒酱50克，花椒少许

制作方法

❶ 黄瓜洗净，削成薄片；花椒洗净。

❷ 将黄瓜入开水微焯，捞出，控净水，晾在架上。

❸ 油锅烧热，入盐、辣椒酱、花椒调成味汁，盛入盘中，撒上熟芝麻，取黄瓜片蘸食即可。

腐竹黄瓜

材料

腐竹50克，黄瓜、胡萝卜、干椒各适量

调味料

盐3克，香油10毫升，味精2克

制作方法

❶ 黄瓜、胡萝卜均洗净，切薄片；干椒洗净，切段；腐竹洗净，泡发切段。

❷ 锅注水烧热，下胡萝卜稍焯，放入腐竹焯透，控净水后，均装入盘内，再放入干椒。

❸ 入盐、味精、香油，拌匀即可食用即可。

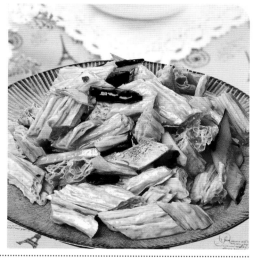

五彩冬瓜

材料

冬瓜、红椒、菜薹各适量

调味料

盐、鸡精各3克，香油5克

制作方法

❶ 冬瓜去皮，洗净切丝；红椒去蒂，洗净切丝；菜薹洗净，切段。

❷ 锅注水烧热，焯冬瓜、菜薹、红椒至熟，捞起沥水装盘。

❸ 调入盐、鸡精拌匀，装盘，淋上香油即可。

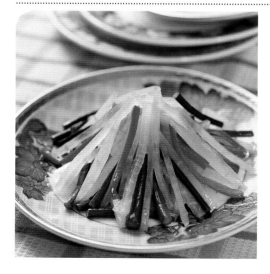

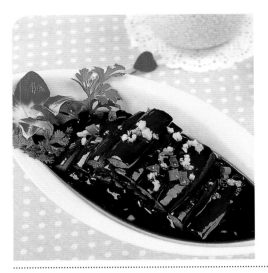

蒜泥茄子

材料

茄子200克，蒜泥、葱末各适量

调味料

盐、酱油、醋各适量

制作方法

❶ 茄子洗净，切成长短相当的条状。

❷ 将茄子放入热水，焯一会捞出，入盘。

❸ 加盐、酱油、醋拌匀，撒上蒜泥、葱末即可。

姜丝黄瓜

材料

黄瓜300克，干椒、姜片各少许

调味料

盐、味精各2克，香油适量

制作方法

❶ 黄瓜去皮，洗净切小块；干椒洗净，切圈；姜片洗净，切丝。

❷ 净锅上水烧沸，下黄瓜稍焯，捞起装盘，放入干椒圈、姜丝。

❸ 调入盐、味精、香油拌匀，即可食用。

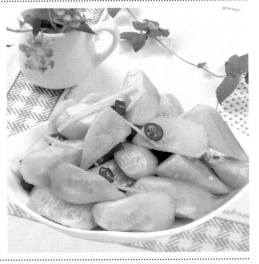

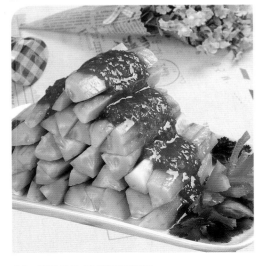

泰酱黄瓜

材料

黄瓜250克，红椒适量，香菜少许

调味料

盐3克，香油、泰椒酱各适量

制作方法

❶ 黄瓜去皮，洗净切条；红椒洗净，切末；香菜洗净，切段。

❷ 将黄瓜入开水略焯，捞起装盘。

❸ 将盐、香油、泰椒酱调成味汁，淋入盘内，撒上红椒末、香菜即可。

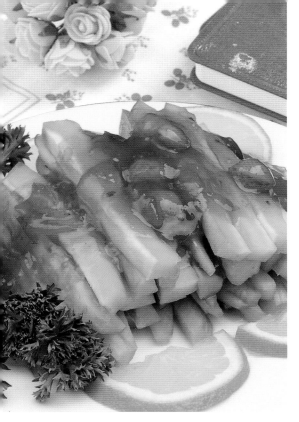

冰梅苦瓜

材料

苦瓜150克，橙子、冰粒各少许

调味料

杨梅汁、白糖各适量

制作方法

1. 苦瓜去皮，洗净切条；橙子洗净，切片。
2. 入苦瓜于开水稍焯，捞起，入盘。
3. 将冰粒、杨梅汁、白糖调成糖浆，淋入苦瓜上，摆橙子于盘边即可。

黄瓜拌粉条

材料

黄瓜150克，粉条50克

调味料

盐3克，酱油、味精、香油各适量

制作方法

1. 黄瓜洗净，切丝装盘；粉条洗净泡发。
2. 锅入水烧热，入粉条焯熟，控净水，装盘。
3. 调入盐、酱油、味精、香油拌匀，即可食用。

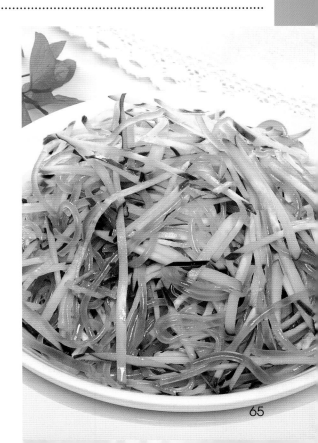

花生米拍黄瓜

材料

黄瓜200克，熟花生米50克，红椒少许

调味料

盐3克，鸡精2克，香油适量

制作方法

❶ 黄瓜洗净，用刀背拍散,切斜段；红椒洗净，切圈。

❷ 把黄瓜入沸水中略焯，捞起沥水，装盘，再放入花生米。

❸ 调入盐、鸡精、香油拌匀,撒上红椒圈即可。

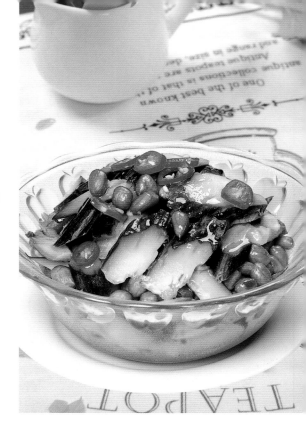

木鱼花淋茄子

材料

茄子200克，木鱼花少许

调味料

盐、酱油各适量

制作方法

❶ 茄子洗净，切条形；木鱼花洗净。

❷ 将茄子入热水焯透，沥水后加盐、酱油拌匀，入盘。

❸ 锅入少许水，放入木鱼花煮香后淋在茄子上，即可。

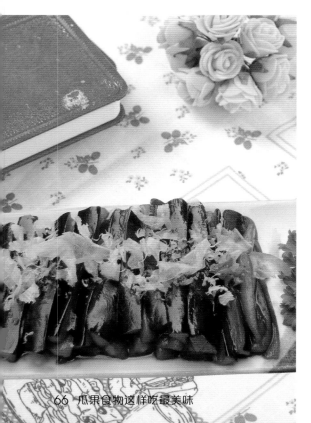

黄瓜顺风耳

材料

黄瓜200克，熟猪耳朵100克，红椒、洋葱各适量，香菜少许

调味料

盐、酱油、醋各适量

制作方法

❶ 红椒、洋葱均洗净，切条；熟猪耳朵切丝，盛盘内；香菜洗净，切段。

❷ 黄瓜去皮，洗净切丝，摆盘。

❸ 调盐、酱油、醋入碗内拌匀后倒入盘中，撒上洋葱、红椒、香菜即可。

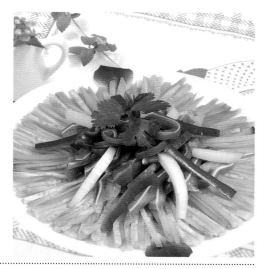

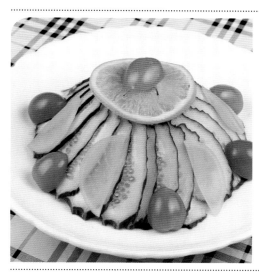

黄瓜沙拉

材料

黄瓜250克，橙子、圣女果各适量

调味料

白糖少许

制作方法

❶ 黄瓜洗净，削成薄片；橙子洗净，切片；圣女果洗净，切分为二。

❷ 将黄瓜沥干水分后，摆入盘中，圣女果、橙子摆盘装饰。

❸ 将白糖撒上即可食用。

黄瓜紫甘蓝

材料

紫甘蓝150克，黄瓜、红椒各适量

调味料

盐、鸡精各3克，酱油2毫升

制作方法

❶ 黄瓜洗净，切薄片；紫甘蓝洗净，切成小片；红椒洗净，切圈。

❷ 锅入清水，烧开，下黄瓜、紫甘蓝焯一会，捞起沥水，入盘。

❸ 调入盐、鸡精、酱油拌匀，撒上红椒圈即可。

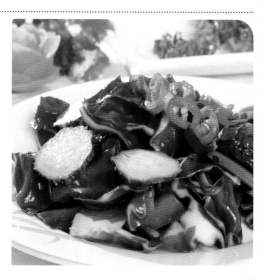

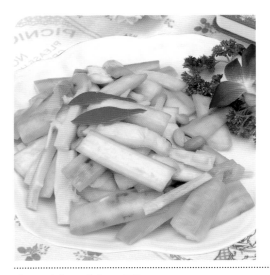

笋干丝瓜

材料

丝瓜350克，竹笋、红椒各适量

调味料

盐3克

制作方法

1. 丝瓜去皮，洗净切条；干竹笋洗净提前泡发，切条状；红椒洗净，切片。
2. 锅注水烧热，下竹笋、丝瓜略焯，捞出，控水后装盘。
3. 调入盐拌匀，撒上红椒片即可。

红椒苦瓜

材料

苦瓜200克，红椒、冰粒、香菜各适量

调味料

盐3克，白醋少许

制作方法

1. 苦瓜去皮，洗净切片；红椒洗净，切丝；香菜洗净，切段。
2. 入苦瓜于沸水中焯透，捞出放入盘中。
3. 调入盐、白醋拌匀，撒上冰粒、香菜、红椒即可。

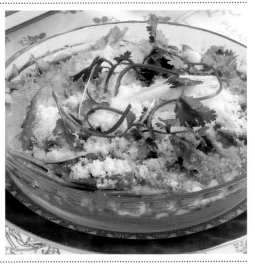

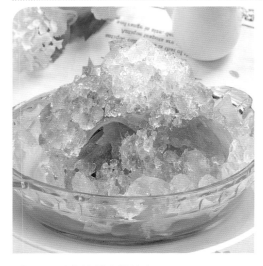

白菜苦瓜

材料

苦瓜300克，大白菜、冰粒各适量

调味料

蜂蜜、白砂糖各适量

制作方法

1. 苦瓜去皮，洗净，削成薄片；大白菜洗净撕片，铺于盘中。
2. 将苦瓜放入开水稍焯，捞出，控净水，入盘，撒上冰粒。
3. 取小碗入蜂蜜、白砂糖拌匀，蘸食即可。

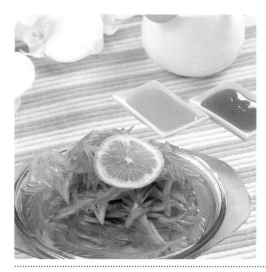

果酱苦瓜

材料

苦瓜200克，橙子少许

调味料

果酱适量

制作方法

❶ 苦瓜去皮洗净，削成片，用刀切花；橙子洗净，切薄片。

❷ 净锅上水烧开，入苦瓜焯透，捞起沥水，入盘，撒上橙子点缀。

❸ 调果酱放入小碟中，蘸食即可。

枸杞苦瓜

材料

苦瓜200克，枸杞少许

调味料

盐、鸡精各适量

制作方法

❶ 苦瓜去皮，洗净削成薄片；枸杞泡发。

❷ 将苦瓜放入开水中略焯，捞起过冰水，入盘。

❸ 调入盐、鸡精拌匀，撒上枸杞即可。

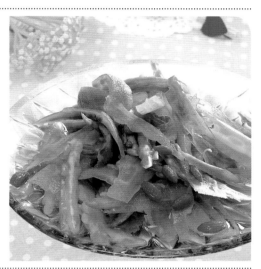

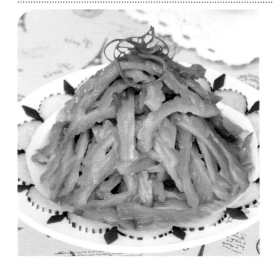

葱油苦瓜

材料

苦瓜350克，红椒少许

调味料

葱油、盐各适量

制作方法

❶ 苦瓜洗净，切长条形；红椒洗净，一部分切花，剩下切片。

❷ 锅注水烧热，下苦瓜焯一会，捞起沥干水分，入盘。

❸ 调入盐、葱油拌匀，撒上红椒即可。

酱油拌苦瓜

材料

苦瓜200克，枸杞、樱桃各少许

调味料

盐3克，酱油3毫升

制作方法

1. 苦瓜去皮洗净，切成薄片；枸杞洗净泡发；樱桃洗净。
2. 热锅入水烧开，下苦瓜焯透，捞出沥水，入盘。
3. 调入盐、酱油拌匀，撒上枸杞、樱桃即可。

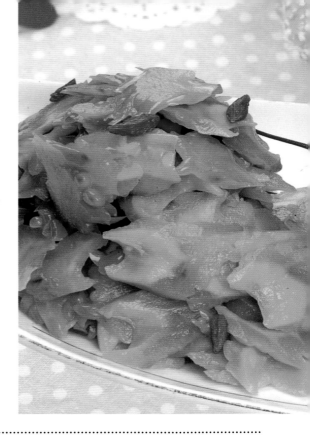

菠萝苦瓜

材料

苦瓜、菠萝各100克，圣女果3个

调味料

白糖4克

制作方法

1. 苦瓜去皮洗净，切成小段；菠萝削皮，洗净切块；圣女果洗净，对切。
2. 入苦瓜下开水微焯，捞起入盘，再放入菠萝块。
3. 调入白糖拌匀，撒上圣女果即可。

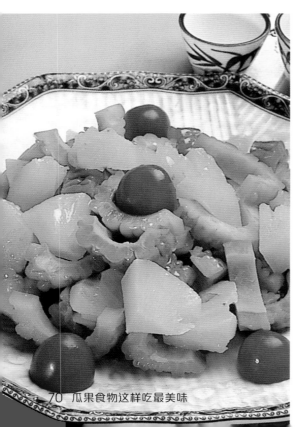

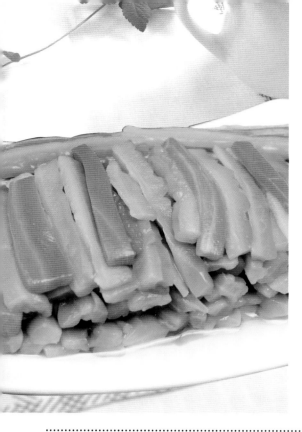

葱油苦瓜胡萝卜

材料

苦瓜200克，胡萝卜50克

调味料

盐3克，葱油适量

制作方法

❶ 苦瓜去皮洗净，切细长条；胡萝卜洗净，切条。

❷ 热锅入水烧沸，放入苦瓜、胡萝卜稍焯，捞起沥水，入盘。

❸ 入盐、葱油，拌匀即可食用。

爽口茄夹

材料

茄子100克，大白菜15克，红椒少许

调味料

盐、醋各适量

制作方法

❶ 茄子洗净，切片；大白菜洗净，撕片；红椒洗净，切丝。

❷ 将茄子入开水中焯透，捞出，沥干水分，装碗内。

❸ 加盐、醋拌匀，将其与大白菜叠放入盘，撒上红椒即可。

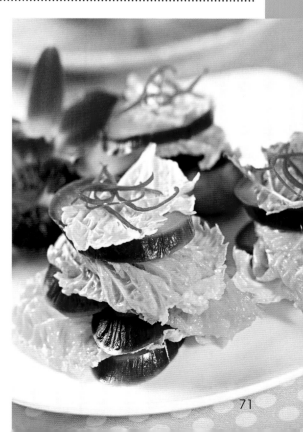

胡萝卜拌苦瓜

材料

苦瓜150克，胡萝卜少许

调味料

盐3克，香油4毫升

制作方法

❶ 苦瓜去皮，洗净切片；胡萝卜洗净，切花。

❷ 入苦瓜、胡萝卜于沸水中微焯，捞起，入盘。

❸ 入盐、香油，拌匀即可食用。

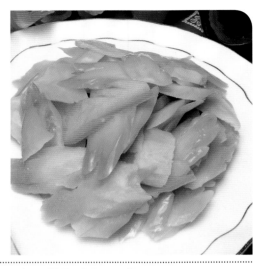

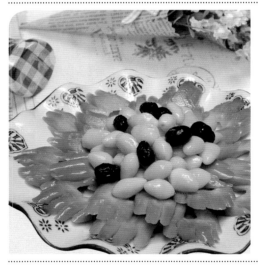

白果苦瓜

材料

苦瓜100克，白果50克，蜜枣少许

调味料

盐3克，味精2克，香油2毫升

制作方法

❶ 苦瓜洗净，切片；白果去壳洗净。

❷ 锅入水烧开，下苦瓜稍焯，放入白果焯熟，沥水后装盘。

❸ 入盐、味精、香油拌匀，撒上蜜枣即可。

杏仁苦瓜

材料

苦瓜150克，杏仁、红椒各适量

调味料

盐3克，鸡精4克

制作方法

❶ 苦瓜洗净，切成细条；杏仁洗净泡发；红椒洗净，切条。

❷ 将苦瓜、杏仁入开水焯一会，捞出沥水，入盘。

❸ 调入盐、鸡精拌匀，撒上红椒即可。

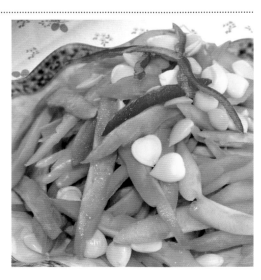

陈皮苦瓜

材料

苦瓜250克，陈皮、红椒、胡萝卜各少许

调味料

盐、香油各适量

制作方法

❶ 苦瓜洗净，切段；红椒洗净，切花；胡萝卜洗净，切片；陈皮洗净泡发。

❷ 将准备好的苦瓜放入沸水中稍烫，捞起入盘。

❸ 入盐、香油拌匀，将胡萝卜摆盘，撒上陈皮、红椒即可。

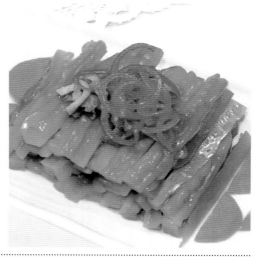

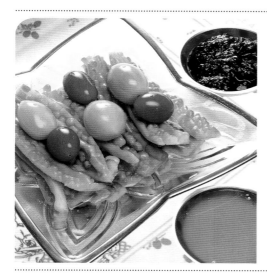

爽口苦瓜

材料

苦瓜200克，圣女果少许

调味料

果酱、蜂蜜各适量

制作方法

❶ 苦瓜洗净，切长条形入开水略焯；圣女果洗净。

❷ 将苦瓜、圣女果摆入盘中。

❸ 把果酱、蜂蜜分别装入小碟，放入冰箱冰镇，食用时取出蘸食即可。

果汁苦瓜

材料

苦瓜150克，枸杞少许

调味料

果汁适量

制作方法

❶ 苦瓜去皮，洗净切片；枸杞洗净泡发。

❷ 将苦瓜下入沸水中稍焯，捞出，沥干水分，入盘。

❸ 加果汁拌匀，撒上枸杞即可。

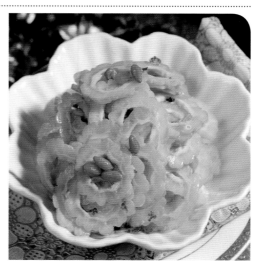

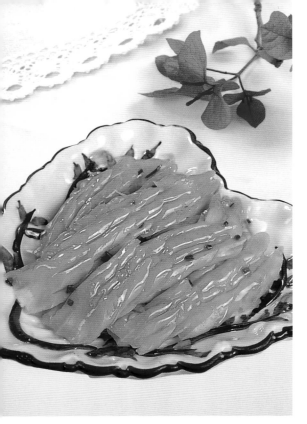

辣油苦瓜

材料

苦瓜200克

调味料

盐、辣椒油各适量

制作方法

❶ 苦瓜洗净，切长片。

❷ 下苦瓜入沸水中焯透，捞出沥水，入盘。

❸ 入盐、辣椒油，拌匀即可食用。

冰镇苦瓜圈

材料

苦瓜100克，冰块50克

调味料

甜面酱、醋各适量

制作方法

❶ 苦瓜去皮洗净，切片，下入开水中稍焯，捞出沥干水分。

❷ 将苦瓜摆成圈，放入冰块。

❸ 取两小碟，分别装入甜面酱、醋，蘸食即可。

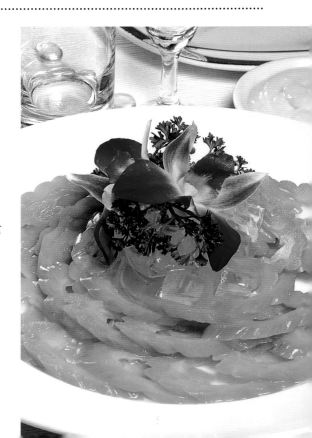

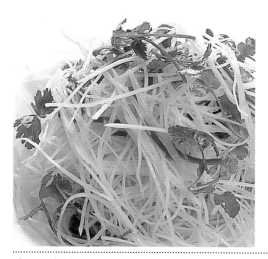

香菜木瓜丝

材料

木瓜250克，红椒、香菜各少许

调味料

盐3克，油适量

制作方法

❶ 木瓜去皮，洗净切丝；红椒洗净，切丝；香菜洗净，切段。

❷ 锅中入少许油，炝入木瓜、红椒、香菜片刻，捞起盛盘。

❸ 加盐拌匀即可。

胡萝卜丝苦瓜

材料

苦瓜150克，冰块20克，胡萝卜少许

调味料

芥末、酱油各适量

制作方法

❶ 苦瓜洗净，切圈；胡萝卜洗净，切丝。

❷ 将冰块放入碗中，苦瓜焯热水后盛入，撒上胡萝卜丝。

❸ 取小碟，分别装入芥末和酱油，蘸食即可。

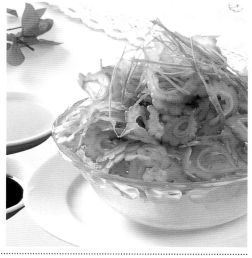

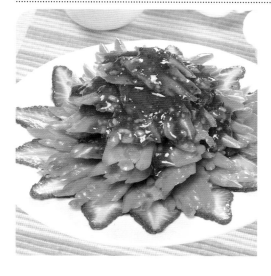

果酱草莓苦瓜

材料

苦瓜250克，草莓少许

调味料

果酱、白糖各适量

制作方法

❶ 苦瓜洗净，切成薄片；草莓洗净，切片，沥干水分后摆盘。

❷ 热锅入水烧沸，下苦瓜焯一会，入盘。

❸ 将果酱、白糖拌匀，淋在苦瓜上即可。

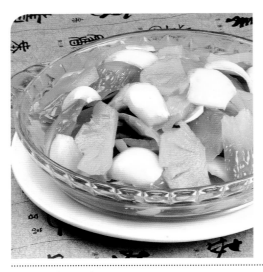

菠萝百合苦瓜

材料
苦瓜150克，百合、菠萝各适量

调味料
白糖、蜂蜜各少许

制作方法
❶ 苦瓜去皮，洗净切片；百合洗净泡发；菠萝去皮，洗净切片。
❷ 热锅注水烧开，下苦瓜、百合焯熟，捞出沥水，入盘。
❸ 加白糖、蜂蜜拌匀，撒上菠萝即可。

蜜枣南瓜

材料
南瓜150克，蜜枣、生菜各少许

调味料
白糖适量

制作方法
❶ 南瓜去皮，洗净切小块；蜜枣切开去核；生菜洗净，铺于盘中。
❷ 将南瓜入开水焯片刻，捞出，放入盘中。
❸ 撒上白糖、蜜枣，即可食用。

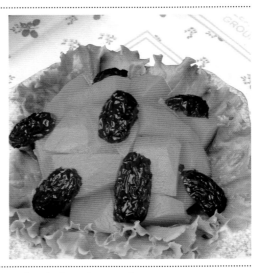

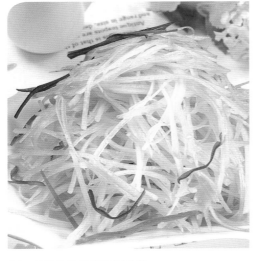

凉拌木瓜

材料
木瓜150克，青、红椒各少许

调味料
盐3克

制作方法
❶ 木瓜去皮，洗净切丝；红、青椒均洗净，切丝。
❷ 将木瓜入热水焯熟，捞出沥干水分，入盘。
❸ 调入盐拌匀，撒上红、青椒丝即可。

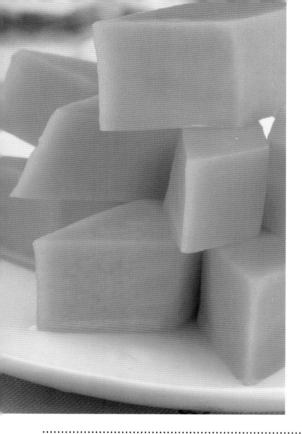

糖水南瓜

材料
南瓜100克

调味料
红糖水适量

制作方法
❶ 南瓜去皮洗净，切成大小一样的菱形块。
❷ 锅注水烧热，下南瓜焯透，捞出，控净水后入盘。
❸ 取碟倒入红糖水，蘸食即可。

柠檬南瓜

材料
南瓜150克，黄瓜少许

调味料
柠檬汁、白糖各适量

制作方法
❶ 南瓜去皮，洗净切段；黄瓜洗净，切片。
❷ 将南瓜块入水焯透，捞出后放入柠檬汁里浸泡片刻。
❸ 将黄瓜摆盘，放入南瓜，撒上白糖即可。

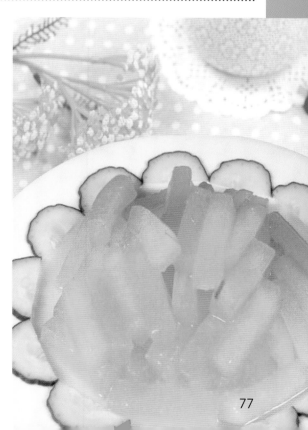

南瓜百合

材料
南瓜150克，百合少许

调味料
盐3克

制作方法
① 南瓜去皮，洗净切块；百合洗净，泡发。
② 下南瓜、百合入沸水中焯熟，捞出沥水，入盘。
③ 加盐拌匀即可食用。

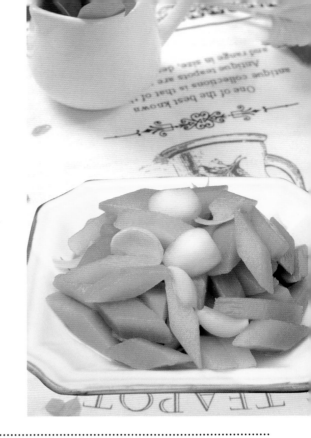

炝拌南瓜丝

材料
南瓜200克

调味料
盐3克

制作方法
① 南瓜去皮，洗净切丝。
② 将南瓜先入开水烫熟，捞出晾凉。
③ 加盐拌匀后，装盘即可。

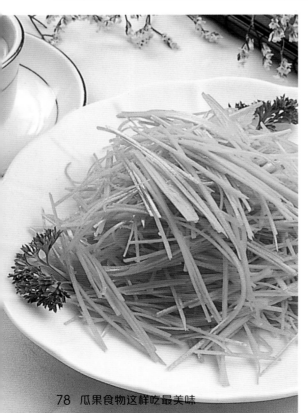

黄瓜番茄沙拉

材料

黄瓜、莴笋、番茄各适量

调味料

酸奶5毫升，奶昔5克

制作方法

1. 黄瓜、番茄均洗净，切块，控净水后入盘。
2. 莴笋去皮，洗净切块，入沸水焯透，入盘。
3. 将酸奶、奶昔调匀，淋入盘中即可。

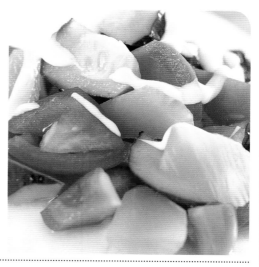

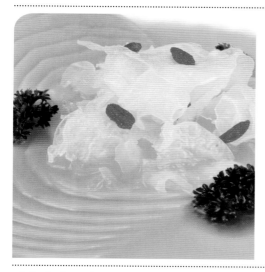

木瓜拌银耳

材料

木瓜100克，银耳、枸杞各少许

调味料

橙汁、白糖各适量

制作方法

1. 木瓜去皮，洗净切薄片，放入盘中；枸杞泡发洗净。
2. 银耳洗净，泡发撕片，入开水焯透，晾凉放入盘中。
3. 将橙汁、白糖拌匀，倒入盘中，撒上枸杞即可。

葱油南瓜丝

材料

南瓜150克，红椒、葱末各少许

调味料

盐3克，葱油各适量

制作方法

1. 南瓜去皮，洗净切成丝；红椒洗净，切成末。
2. 将南瓜丝放入开水焯熟，捞出，控净水，入盘。
3. 加盐、葱油拌匀，撒上红椒、葱末即可。

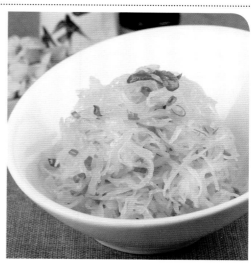

银耳木瓜盅

材料

木瓜1个，银耳20克

调味料

白糖适量

制作方法

① 将木瓜洗净，用刀在一侧打刀花后，取下，掏出籽做成盅；银耳洗净，泡发撕片。

② 将银耳入沸水焯透，捞出，放入木瓜盅内。

③ 撒上白糖，即可食用。

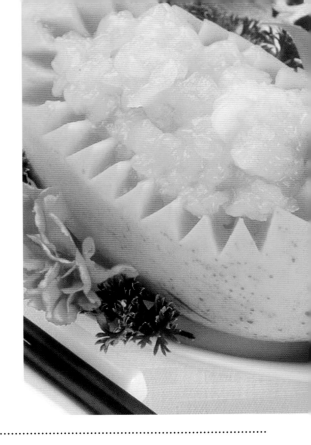

蜜汁木瓜

材料

木瓜1个

调味料

蜜汁适量

制作方法

① 将木瓜洗净，用刀在一边表皮切花，取下切丁，掏出籽。

② 将切好的木瓜丁放入挖空的木瓜内，装盘。

③ 淋入蜜汁，即可食用。

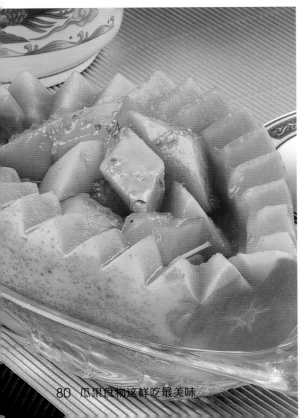

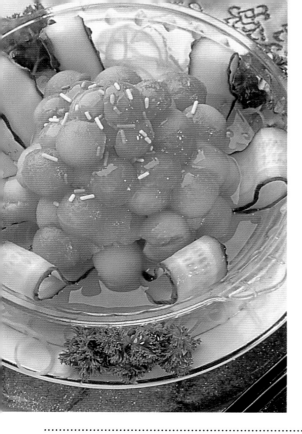

果汁木瓜

材料
木瓜300克，黄瓜少许

调味料
果汁适量

制作方法
❶ 黄瓜洗净，削成薄片，铺于盘中。
❷ 木瓜去皮洗净，用圆箍将果肉挖成若干木瓜球，放入盘中。
❸ 淋入果汁，即可。

辣拌木瓜丝

材料
木瓜200克，干椒末适量

调味料
盐适量

制作方法
❶ 木瓜去皮洗净，切成丝。
❷ 将木瓜入开水略焯，捞起，控净水，入盘。
❸ 调入盐、干椒末拌匀，即可食用。

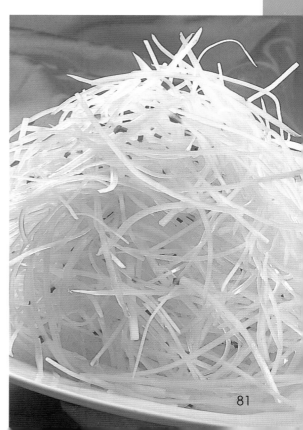

81

瓜片拌番茄

材料

番茄、冬瓜各适量

调味料

盐3克

制作方法

① 番茄洗净，切瓣，装入盘中。

② 冬瓜洗净切细条，将冬瓜入开水中焯透，沥水后加盐拌匀。

③ 将冬瓜盛在番茄上即可食用。

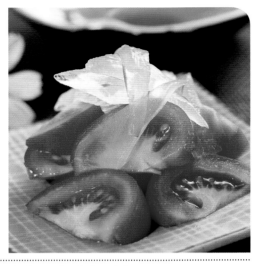

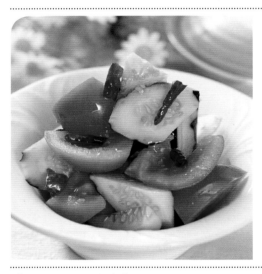

辣味拌菜

材料

番茄1个，黄瓜100克，干辣椒适量

调味料

盐3克，香油适量

制作方法

① 番茄洗净，切块，放入盘中；干椒洗净，切段。

② 黄瓜洗净，切块后入盘。

③ 加盐拌匀，撒上干椒，淋入香油即可。

冬瓜番茄

材料

番茄200克，冬瓜100克

调味料

盐、香油各适量

制作方法

① 番茄洗净切瓣；冬瓜去皮，洗净切块。

② 净锅上水烧热，入冬瓜焯至熟，捞起沥水，入盘，再放入番茄。

③ 加盐、香油拌匀即可。

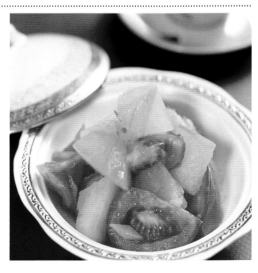

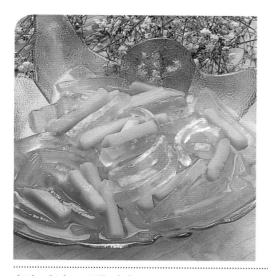

木瓜拌芦荟

材料
木瓜、芦荟肉各100克

调味料
盐少许

制作方法
❶ 木瓜去皮，洗净切条；芦荟肉切条。
❷ 热锅入水烧沸，下木瓜、芦荟肉稍焯，捞出入盘。
❸ 调入盐拌匀即可食用。

糖拌番茄

材料
番茄300克，香菜适量

调味料
白糖适量

制作方法
❶ 番茄洗净，切成片，放入盘中；香菜洗净，切段。
❷ 将白糖撒在番茄上。
❸ 撒上香菜即可。

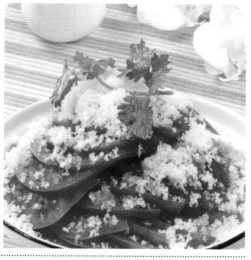

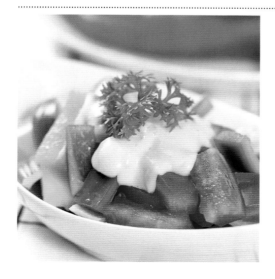

蔬菜沙拉

材料
番茄、彩椒、洋葱各适量

调味料
甜面酱15克

制作方法
❶ 番茄洗净，切成块，放入盘中。
❷ 彩椒洗净切片，沥水后放入盘中；洋葱洗净切片，入开水微焯，沥水后入盘。
❸ 将甜面酱倒入盘中即可。

酸奶番茄

材料

番茄3个，豌豆20克

调味料

酸奶适量

制作方法

① 番茄洗净，切块；豌豆洗净。

② 将豌豆下入开水微焯后，与番茄一起放入盘中。

③ 淋入酸奶拌匀即可。

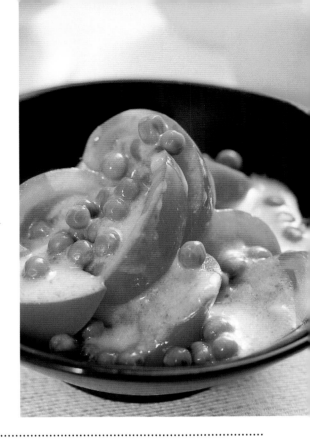

麻酱番茄

材料

番茄5个

调味料

芝麻酱适量

制作方法

① 番茄洗净，切瓣；芝麻酱加温水调匀。

② 将番茄入盘。

③ 淋入芝麻酱即可。

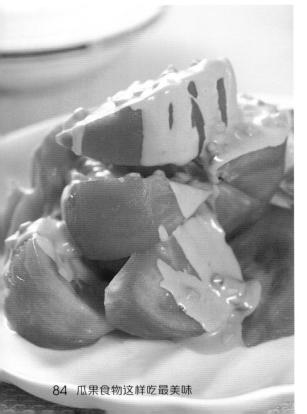

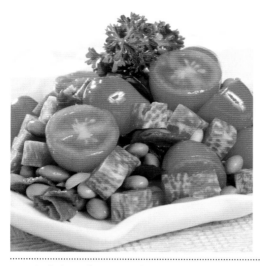

圣女果拌心里美

材料
圣女果5个，毛豆70克，黑木耳、心里美萝卜各适量

调味料
盐3克

制作方法
❶ 圣女果洗净，切块；毛豆泡发洗净；木耳洗净，泡发撕片；心里美萝卜洗净切丁。

❷ 将毛豆、黑木耳、心里美萝卜放入沸水稍焯，捞出沥水后入盘，再放入圣女果。

❸ 入盐拌匀即可。

番茄生菜沙拉

材料
番茄150克，生菜100克

调味料
奶昔、酸奶各适量

制作方法
❶ 番茄洗净，切片，叠放于盘中。

❷ 生菜洗净撕片，下入开水中微焯，捞出沥水，入盘。

❸ 加奶昔、酸奶拌匀，淋入盘内即可。

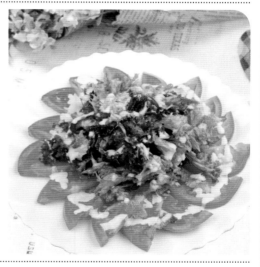

蜜汁圣女果

材料
圣女果200克

调味料
蜂蜜少许

制作方法
❶ 圣女果洗净。

❷ 将洗好的圣女果入开水烫至皮皱皱，取出沥水，摆盘。

❸ 淋入蜂蜜即可。

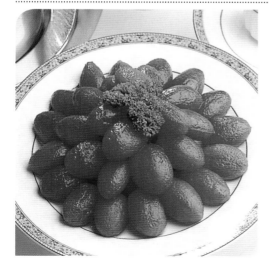

红酒浸雪梨

材料
雪梨200克，黄瓜、圣女果各适量

调味料
红酒适量

制作方法
❶ 梨去皮，洗净，切花；圣女果洗净；黄瓜洗净切片。
❷ 将梨放入红酒中浸泡至变软，捞出，入盘。
❸ 将黄瓜、圣女果摆盘即可食用。

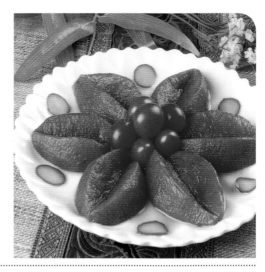

莴笋拌番茄

材料
番茄100克，莴笋150克

调味料
盐3克，辣椒酱适量

制作方法
❶ 莴笋去皮洗净，切块后入开水焯熟，捞出沥水，入盘。
❷ 番茄洗净，切块装盘。
❸ 加盐拌匀，淋上辣椒酱即可。

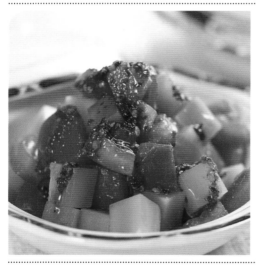

椒圈茄子

材料
茄子200克，红椒、葱末各少许

调味料
盐、醋各适量

制作方法
❶ 茄子洗净，切小段；红椒洗净切圈。
❷ 下茄子入沸水稍焯，捞出沥水后装盘，撒上红椒、葱末。
❸ 将盐、醋拌匀后，淋入盘中，摆盘即成。

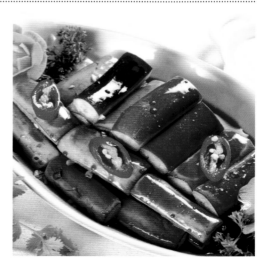

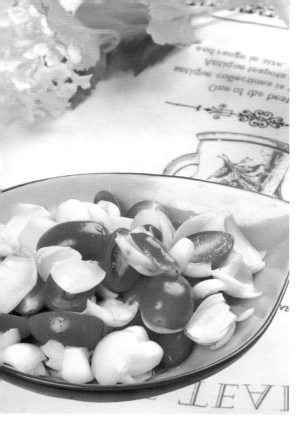

百合拌圣女果

材料

圣女果150克，百合70克

调味料

盐3克

制作方法

❶ 圣女果洗净，切块；百合洗净泡发。

❷ 下百合入开水焯熟，捞出沥干水分，与番茄一并放入盘中。

❸ 加盐拌匀，即可。

番茄蘸酱

材料

番茄150克，蒜泥适量

调味料

盐、醋各适量

制作方法

❶ 番茄洗净，去皮，切瓣放入盘中。

❷ 油锅烧热，入盐、醋、蒜泥做成味汁，盛入碗内，蘸食即可。

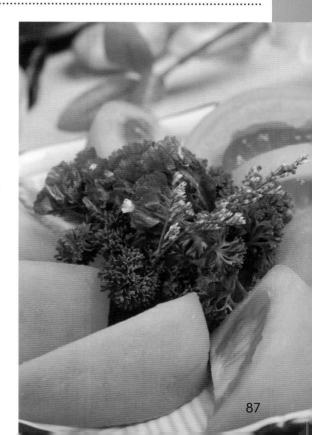

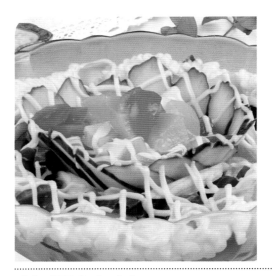

果蔬沙拉

材料

番茄、黄瓜、菠萝、紫甘蓝、大白菜各适量

调味料

沙拉酱、甜面酱各适量

制作方法

❶ 番茄洗净，切瓣；黄瓜洗净，切片；菠萝切块；紫甘蓝、大白菜洗净，撕片。

❷ 将大白菜铺于盘中，再用紫甘蓝、黄瓜、菠萝、番茄摆盘，淋上沙拉酱。

❸ 取小碟盛入甜面酱，蘸食即可。

苹果沙拉

材料

苹果200克，梨、番茄、葡萄干各少许

调味料

沙拉酱适量

制作方法

❶ 苹果洗净切块；番茄洗净切片；梨去皮，洗净切块。

❷ 将苹果、梨、番茄沥干水分，放入盘中。

❸ 加沙拉酱拌匀，撒上葡萄干即可。

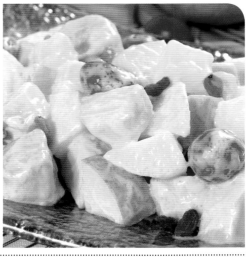

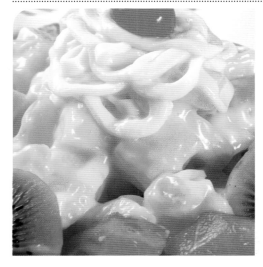

果品沙拉

材料

苹果、猕猴桃、番茄、西瓜各适量

调味料

酸奶、沙拉酱各30克

制作方法

❶ 西瓜、番茄洗净，切小块；猕猴桃去皮，洗净切片；苹果洗净，切成丁。

❷ 将苹果放入碗内，加沙拉酱拌匀,倒入盘中。

❸ 放入猕猴桃、西瓜，淋入酸奶，再放入番茄即可。

果酱雪梨

材料
雪梨、番茄各2个，黄瓜70克

调味料
果酱适量

制作方法
❶ 雪梨去皮，洗净切块；黄瓜、番茄均洗净，切块。
❷ 将雪梨、黄瓜、番茄装盘。
❸ 入果酱拌匀即可。

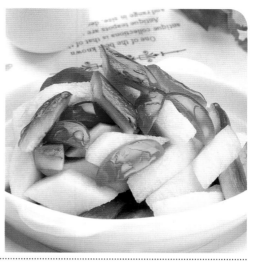

杂果蔬菜沙拉

材料
橙子200克，西瓜150克，大白菜、熟豌豆各少许

调味料
沙拉酱适量

制作方法
❶ 橙子洗净，取一部分切花，其余切片；西瓜洗净，切小块；大白菜洗净，铺盘。
❷ 将切好的橙子片和西瓜放入盘中。
❸ 淋入调匀的沙拉酱，撒上橙花、豌豆即可。

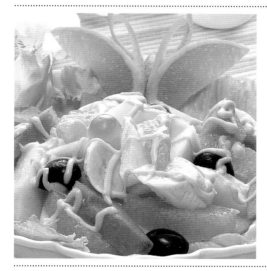

什锦生菜沙拉

材料
番茄100克，生菜150克，咸蛋1个

调味料
酸奶、白糖各适量

制作方法
❶ 番茄洗净，切片；咸蛋洗净，去壳切瓣；生菜洗净撕片。
❷ 将番茄、生菜、咸蛋摆入盘中。
❸ 将酸奶、白糖调匀后，淋入即可。

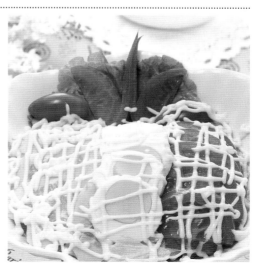

芒果沙拉

材料
芒果200克，菠萝、番茄各适量

调味料
沙拉酱适量

制作方法
❶ 芒果洗净切开，去核；菠萝去皮，洗净切丁；番茄洗净，切成小块。
❷ 将切好的番茄、菠萝放入芒果中。
❸ 调匀沙拉酱淋入，摆盘即可。

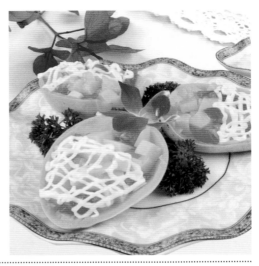

蔬菜鸡蛋沙拉

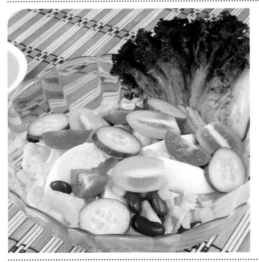

材料
黄瓜、番茄、熟玉米粒、熟腰豆、鸡蛋各适量

调味料
沙拉酱30克

制作方法
❶ 番茄、黄瓜均洗净，切片；鸡蛋煮熟后去壳切瓣；熟腰豆、熟玉米粒均洗净。
❷ 将番茄、黄瓜、鸡蛋、熟腰豆、熟玉米粒放入盘中，摆盘。
❸ 调匀沙拉酱放入碗中，蘸食即可。

鲜椒松花茄

材料
茄子150克，皮蛋4个，香菜少许

调味料
盐、酱油、辣椒酱各适量

制作方法
❶ 茄子去皮，洗净切条；皮蛋洗净，去壳切瓣；香菜洗净切段。
❷ 下茄子入热水焯一会，捞出加盐拌匀，放入盘中，再放入皮蛋。
❸ 将酱油、辣椒酱做成味汁，浇淋在茄子上，撒上香菜即可。

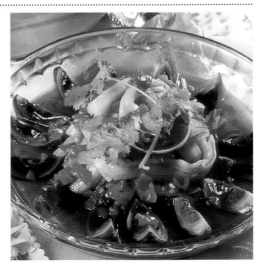

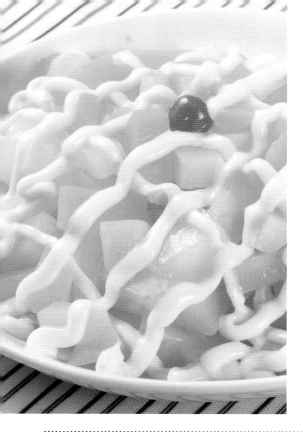

芒果椰肉沙拉

材料

芒果、椰肉各100克，樱桃少许

调味料

沙拉酱适量

制作方法

❶ 芒果去皮，洗净切块；椰肉洗净切块；樱桃洗净。

❷ 将芒果、椰肉入盘。

❸ 淋入沙拉酱、放樱桃点缀即可。

大虾沙拉

材料

虾50克，西瓜200克，苹果30克

调味料

酸奶、料酒各适量

制作方法

❶ 西瓜洗净，切块；苹果洗净，切块，和西瓜一起盛入盘中；虾去头、虾线，洗净，加料酒略腌。

❷ 锅入水烧开，余虾至熟，捞出沥水，放入盘中。

❸ 淋入酸奶，即可食用。

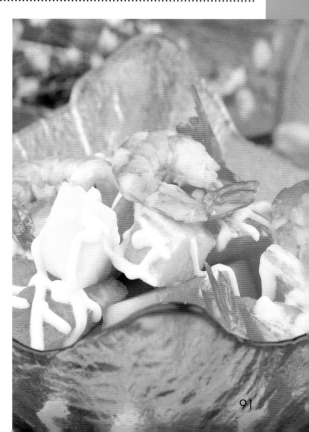

酸奶水果

材料

苹果、葡萄各适量

调味料

酸奶50克

制作方法

❶ 苹果洗净去皮去核，切丁；葡萄去蒂，切开去籽。

❷ 将苹果、葡萄放入盘中。

❸ 淋入酸奶拌匀即可。

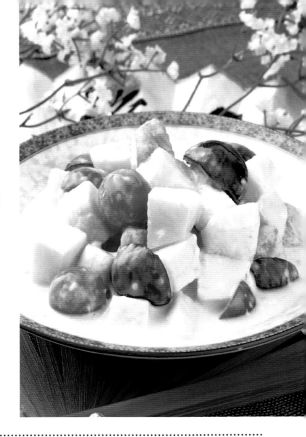

鲜果蔬菜沙拉

材料

黄瓜、番茄、苹果各50克

调味料

沙拉酱、奶昔各适量

制作方法

❶ 黄瓜洗净切丁；苹果去皮去核，洗净切丁；番茄洗净，切成丁。

❷ 将黄瓜、苹果、番茄放入盘中, 加奶昔拌匀。

❸ 淋上沙拉酱即可。

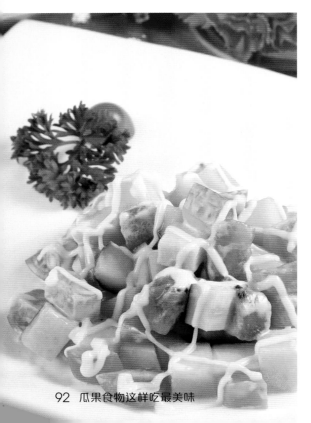

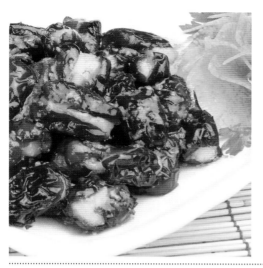

红枣桂花蜜

材料

红枣150克

调味料

蜂蜜、桂花粉各适量

制作方法

❶ 红枣去核，洗净。

❷ 锅入水烧开，下红枣煮至表皮开裂，捞出沥干水分入盘。

❸ 加蜂蜜拌匀，撒上桂花粉即可。

黄瓜蜜枣

材料

蜜枣200克，黄瓜、胡萝卜各少许

调味料

糖浆适量

制作方法

❶ 蜜枣去核洗净；黄瓜洗净切片；胡萝卜洗净切丝。

❷ 锅入少许水烧开，下蜜枣煮至剩一点点水分，捞起晾凉。

❸ 加糖浆拌匀，撒上黄瓜、胡萝卜点缀，摆盘即成。

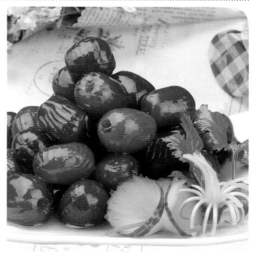

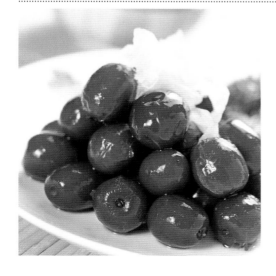

红枣银耳

材料

红枣100克，银耳少许

调味料

白糖适量

制作方法

❶ 红枣去核洗净；银耳洗净，泡发撕片。

❷ 锅入少许水煮沸，放入红枣、银耳焯透，捞出沥干入盘。

❸ 撒上白糖即可。

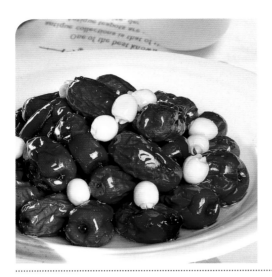

蜜汁红枣

材料

红枣150克，莲子少许

调味料

蜂蜜适量

制作方法

❶ 红枣去核洗净；莲子去心，洗净泡好。

❷ 热锅入少许水烧开，下红枣煮至表皮皴裂；莲子焯熟捞出入盘，晾凉。

❸ 加蜂蜜拌匀即可。

柑橘沙拉

材料

柑橘、苹果各2个

调味料

酸奶适量

制作方法

❶ 苹果去皮，洗净，切块；柑橘去皮，掰瓣。

❷ 将苹果和柑橘放入盘中。

❸ 加酸奶搅拌均匀，即可食用。

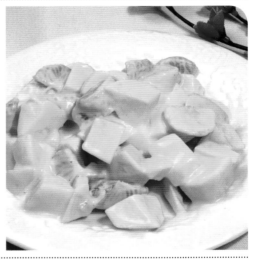

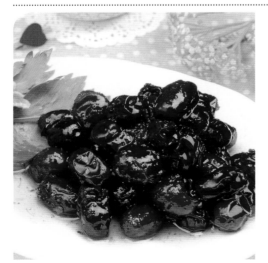

桂花蜜枣

材料

蜜枣200克，桂花适量

调味料

蜂蜜适量

制作方法

❶ 蜜枣去核洗净。

❷ 净锅入少许水烧开，下蜜枣焯至表皮皴皱，捞起晾凉，入盘。

❸ 加桂花、蜂蜜拌匀即可。

红枣拌瓜果

材料

红枣200克，西瓜瓤、苹果各少许

调味料

蜂蜜适量

制作方法

❶ 红枣去核洗净；苹果去皮去核，洗净切小块；西瓜瓤切丁。

❷ 锅注入少许清水烧开，放入红枣煮透后捞出，放入盘中。

❸ 加蜂蜜拌匀，撒上西瓜丁、苹果丁即成。

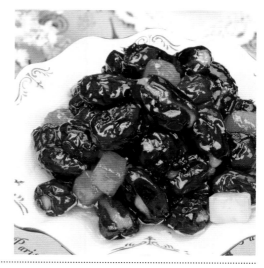

红薯蜜枣

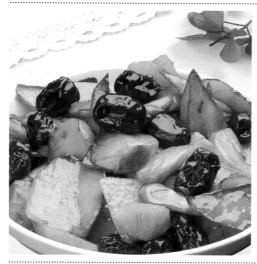

材料

红薯200克，蜜枣少许

调味料

蜂蜜适量

制作方法

❶ 红薯去皮，洗净切块；蜜枣去核洗净。

❷ 锅注少许水烧沸，下入红薯、蜜枣焯透，捞出沥干入盘。

❸ 加蜂蜜拌匀即可。

白果双枣

材料

红枣50克，蜜枣50克，白果、枸杞各适量

调味料

白糖适量

制作方法

❶ 红枣去蒂洗净；蜜枣、白果均洗净；枸杞洗净泡发。

❷ 锅入少许水烧开，下红枣、蜜枣、白果均煮透。

❸ 撒入白糖后起锅入盘，撒上枸杞即可。

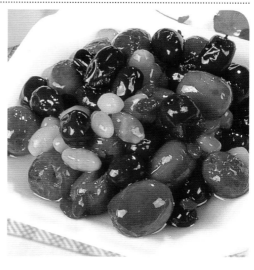

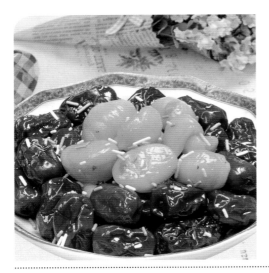

板栗红枣

材料
干枣200克，板栗100克

调味料
鲜果汁少许

制作方法
❶ 干枣洗净，泡发后入盘去核；板栗洗净。
❷ 热锅上水烧开，下板栗煮透，捞起去皮，入盘。
❸ 淋入鲜果汁即可。

红糖山楂

材料
山楂200克

调味料
红糖适量

制作方法
❶ 山楂洗净，去核。
❷ 锅注水烧开，下山楂焯透。
❸ 入红糖拌匀后，起锅入盘即可。

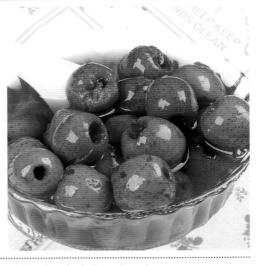

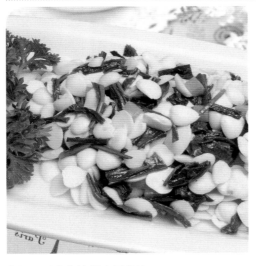

苦树芽杏仁

材料
苦树芽、杏仁、胡萝卜各适量

调味料
盐、味精各2克

制作方法
❶ 杏仁洗净；苦树芽洗净，切段；胡萝卜洗净，切丁。
❷ 锅入水烧开，下杏仁、胡萝卜、苦树芽焯熟，捞出沥水，入盘。
❸ 加盐、味精拌匀，即可食用。

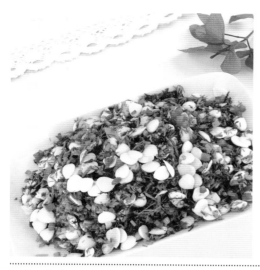

茴香粉拌杏仁

材料

雪里蕻、杏仁、红椒各适量

调味料

盐3克，味精2克，茴香粉适量

制作方法

❶ 雪里蕻洗净，切细；杏仁洗净；红椒洗净切丁。

❷ 热锅注水烧开，下雪里蕻、杏仁焯熟，捞起，控净水，入盘。

❸ 调盐、味精、茴香粉拌匀，撒上红椒丁即可。

凉拌杏仁

材料

胡萝卜、黄瓜、杏仁各适量

调味料

盐3克

制作方法

❶ 黄瓜洗净，切片；胡萝卜洗净，切丁；杏仁洗净。

❷ 净锅上水烧开，下胡萝卜丁、杏仁焯熟，捞起沥水。

❸ 加盐拌匀后放入盘中，将黄瓜片码在盘周装饰即可。

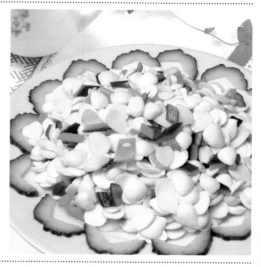

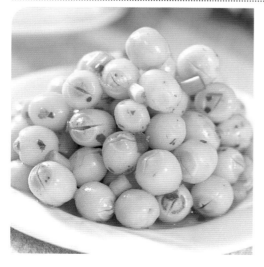

辣味莲子

材料

莲子200克

调味料

盐、辣椒酱各适量

制作方法

❶ 莲子去皮、去莲心，洗净。

❷ 热锅注水烧开，将莲子放入焯透，捞出，控净水，入盘。

❸ 加盐、辣椒油拌匀即可。

酱拌葫芦瓜

材料

西葫芦200克

调味料

盐、辣椒酱、香油各适量

制作方法

❶ 西葫芦去皮洗净，切成片。

❷ 下西葫芦入沸水微焯，捞出沥水。

❸ 加盐、辣椒酱、香油拌匀，即可食用。

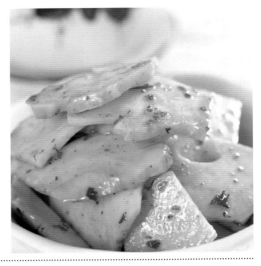

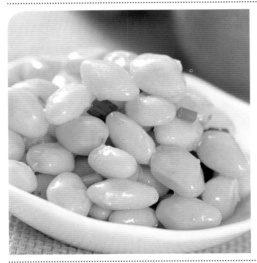

香油白果

材料

白果150克，葱末少许

调味料

盐2克，香油5毫升

制作方法

❶ 白果去壳，洗净。

❷ 锅入水烧开，放白果入开水焯一会，沥水入盘，放入葱末。

❸ 加盐、香油拌匀，即可食用。

花刀茄子

材料

茄子150克，红椒50克

调味料

盐3克，香油适量

制作方法

❶ 茄子洗净，切段后，用刀打上鱼鳞花纹；红椒洗净，切斜段。

❷ 下茄子入水焯透，捞出，沥干水分。

❸ 加盐、香油拌匀，撒上红椒即可。

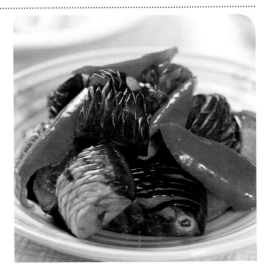

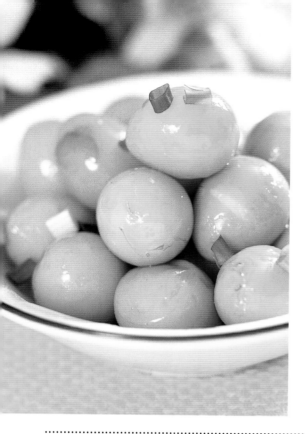

葱末莲子

材料
莲子100克，葱末适量

调味料
盐、酱油各适量

制作方法
❶ 莲子去皮、心，洗净。
❷ 净锅上水烧开，将莲子入沸水中焯熟，捞出入盘。
❸ 加盐、酱油拌匀，撒上葱末即可。

香油腰果

材料
腰果150克

调味料
盐、香油各适量

制作方法
❶ 腰果洗净。
❷ 锅上水烧开，下腰果煮熟，捞出沥干水分，放入盘中。
❸ 调盐拌匀，淋入香油即可。

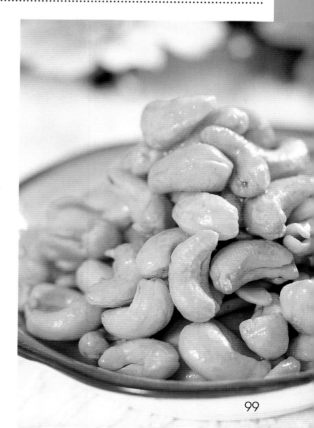

99

核桃仁拌胡萝卜

材料

核桃仁、黄瓜、胡萝卜、青椒、红椒各适量

调味料

盐2克，醋各2毫升

制作方法

❶ 核桃仁、黄瓜、胡萝卜均洗净，切薄片；青椒洗净，切斜段；红椒洗净切片。

❷ 锅入水烧开，下核桃仁、胡萝卜、青椒微焯后，捞出，加盐、醋拌匀后摆盘；黄瓜片码在盘边装饰。

❸ 将核桃仁倒在青椒上，撒上红椒即可。

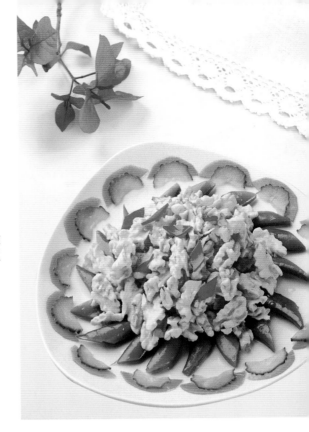

黄瓜核桃仁

材料

核桃150克，黄瓜、红椒各少许

调味料

盐2克

制作方法

❶ 核桃去壳取肉，放热水中略焯；黄瓜、红椒均洗净，切菱形段。

❷ 将核桃、黄瓜、红椒一起放入盘中，加盐拌匀即可。

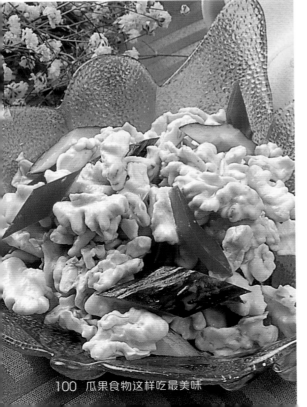

琥珀核桃仁

材料
核桃250克

调味料
蜂蜜、冰糖、油各适量

制作方法
① 核桃去壳，取肉。
② 油锅烧热，放入冰糖，熔化时加蜂蜜不停搅拌。
③ 蜂蜜冰糖起泡时，放入核桃仁翻炒至糖浆均匀地裹在核桃仁表面即可盛出装盘。

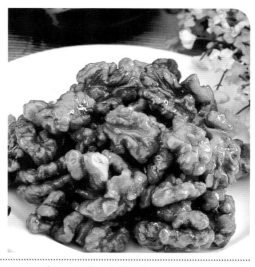

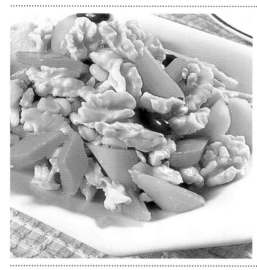

四色核桃仁

材料
核桃仁、番茄、莴笋、玉米粒、腰豆各适量

调味料
盐3克

制作方法
① 番茄洗净，切菱形片；莴笋去皮，洗净切块；腰豆、玉米粒均洗净。
② 锅入水烧沸，分别将核桃仁、莴笋、玉米粒、腰豆焯熟，捞起沥水后，同核桃仁、番茄放入盘中。
③ 加盐拌匀，即可食用。

五彩核桃仁

材料
核桃仁、黄瓜、腰豆、红椒各适量

调味料
盐2克

制作方法
① 黄瓜洗净，切小块；腰豆洗净；红椒洗净，切片。
② 锅入水烧开，下核桃仁、腰豆焯熟，捞出沥水，入盘。
③ 放入核桃、黄瓜，加盐拌匀，撒上红椒即可。

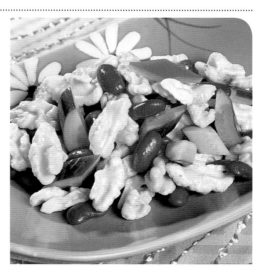

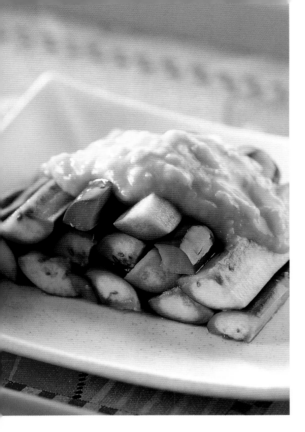

麻酱茄子

材料

茄子100克

调味料

盐、芝麻酱各适量

制作方法

① 茄子洗净，切段。

② 将茄子放入开水微焯，捞出沥水。

③ 加盐拌匀后，摆盘，淋入芝麻酱，即可食用。

手撕茄子

材料

茄子200克，葱末5克

调味料

盐3克，香油、醋各8毫升，辣椒酱15克

制作方法

① 茄子去皮，洗净切条。

② 下茄子入开水中稍焯，取出沥水，入盘。

③ 将盐、香油、醋、辣椒酱调成味汁，淋入
盘中，撒上葱末即可。

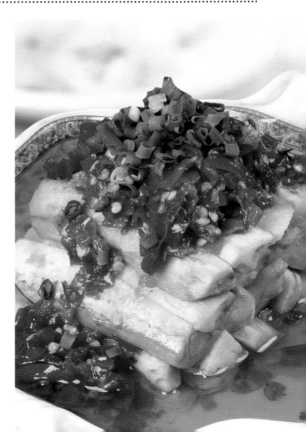

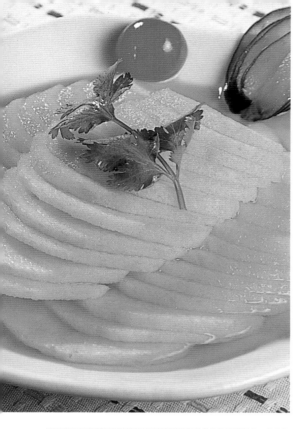

鲜橙醉雪梨

材料
雪梨300克，圣女果1个，黄瓜少许，香菜适量

调味料
橙汁适量

制作方法

❶ 梨去皮洗净，切成薄片；黄瓜洗净切片；圣女果洗净，对切。

❷ 将梨片放入橙汁中浸泡一会儿，取出装盘，再放入黄瓜、圣女果摆盘。

❸ 倒入适量橙汁，撒上香菜即可。

蒜腌茄子

材料
茄子250克，红椒少许，葱末、蒜泥各适量

调味料
盐3克，香油5毫升，醋适量

制作方法

❶ 茄子洗净，切条；红椒洗净，切丁。

❷ 下茄子入开水焯至表皮起皱，捞出沥水，入盘。

❸ 油锅烧热，入盐、香油、醋、葱末、蒜泥调成味汁淋在茄子上，撒上红椒即可。

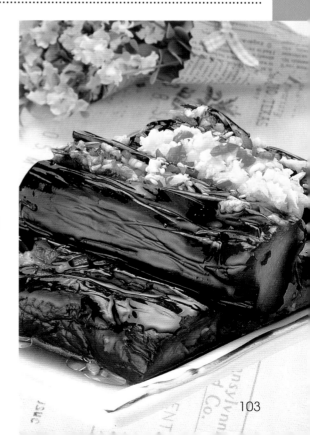

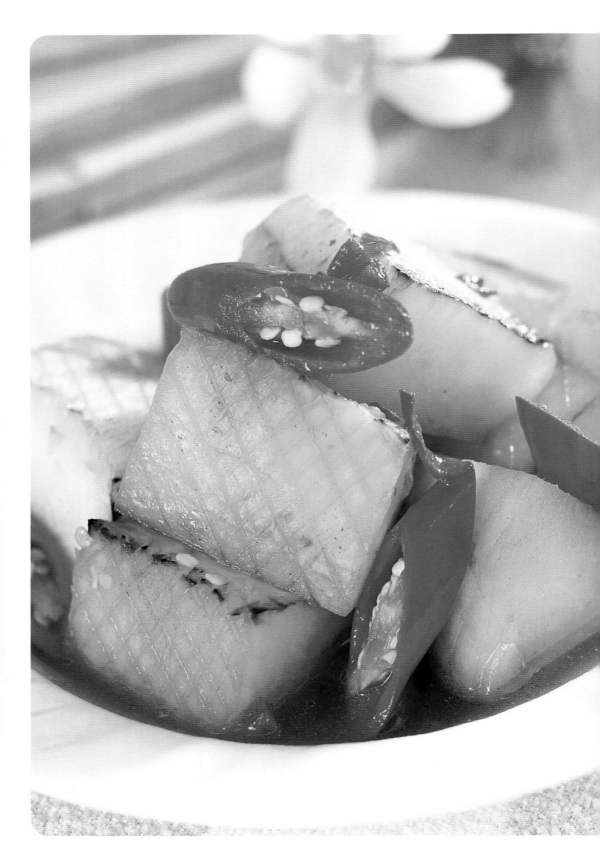

04

焖、烧

　　焖和烧是中国烹调技艺中十分常用的两种烹调方法，适用于各种食材，其成菜色泽油润光亮，口味醇厚鲜香，深受人们喜爱。用焖烧之法烹饪瓜果，汁浓味香，最适合下饭。本章将为您呈现花样百变的瓜果焖烧菜肴，让您一饱口福。

草菇焖瓜球

材料

冬瓜300克，草菇、胡萝卜各100克

调味料

盐、味精、油各适量

制作方法

❶ 冬瓜洗净，去皮，瓜肉挖成球形；草菇洗净，切片；胡萝卜洗净，切片，打花刀。

❷ 油烧热，放入草菇、冬瓜和胡萝卜稍炒，加入适量水稍焖。

❸ 待水快干时，加入盐和味精调味，出锅即可。

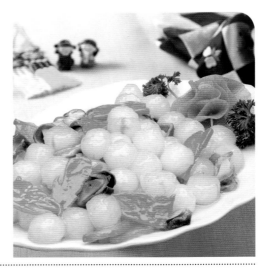

白果焖冬瓜

材料

冬瓜200克，白果、百合各80克

调味料

盐、油各适量

制作方法

❶ 冬瓜洗净，去皮、切片；白果、百合洗净。

❷ 油烧热，放入冬瓜稍炒，加入白果、百合和适量水，稍焖。

❸ 加入适量盐，焖熟出锅即可。

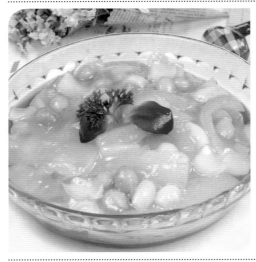

口蘑冬瓜

材料

冬瓜300克，口蘑、枸杞、豌豆各50克

调味料

盐、油各适量

制作方法

❶ 冬瓜洗净，切长条；口蘑洗净，切片；枸杞、豌豆洗净，用水浸泡。

❷ 热锅下油，放入豌豆、口蘑翻炒，加入适量水，入冬瓜焖烧。

❸ 加入盐和枸杞，焖至熟，取出装盘即可。

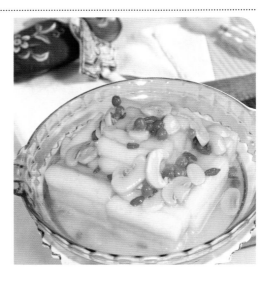

发菜冬瓜

材料

冬瓜250克，发菜、枸杞各50克

调味料

盐、味精、油各适量

制作方法

❶ 冬瓜去皮，洗净，切块；发菜洗净；枸杞洗净，泡发。

❷ 油烧热，放入冬瓜翻炒，加入发菜、枸杞和适量水焖煮。

❸ 加入盐和味精调味，焖熟即可。

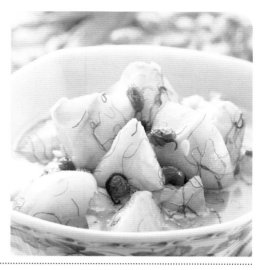

农家冬瓜

材料

冬瓜300克，红椒、香菜各适量

调味料

盐、味精、生抽、油各适量

制作方法

❶ 冬瓜洗净，去皮，切条；红椒洗净，切丝；香菜洗净，切段。

❷ 热锅下油，放入冬瓜翻炒，加入适量水、红椒稍焖。

❸ 加入盐、味精和生抽调味，出锅撒上香菜即可。

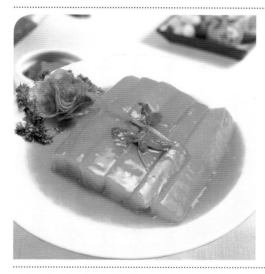

家常冬瓜

材料

冬瓜250克，香菇、红椒、瘦肉各50克

调味料

盐、味精各3克，老抽、油各适量

制作方法

❶ 冬瓜洗净，去皮，切块，打花刀；香菇、红椒、瘦肉洗净，切丝。

❷ 热锅下油，放入香菇、红椒、瘦肉、冬瓜翻炒。

❸ 加适量水稍焖，加入盐、味精、老抽调味出锅即可。

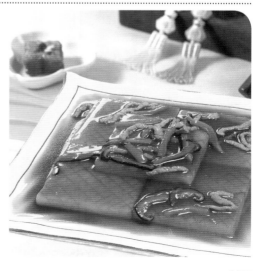

柠檬冬瓜丝

材料

冬瓜200克，黄瓜100克

调味料

柠檬汁100克，油适量

制作方法

❶ 冬瓜洗净，去皮，切丝；黄瓜洗净，切片。

❷ 油烧热，放入冬瓜丝稍炒，加入水稍焖。

❸ 焖熟后出锅，装盘，用黄瓜片点缀，淋上柠檬汁即可。

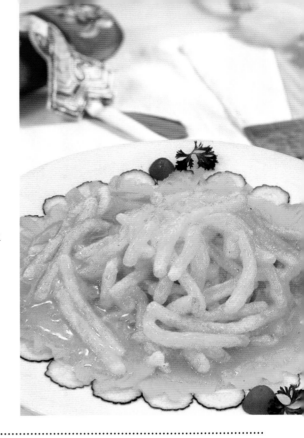

红椒冬瓜

材料

冬瓜300克，红椒100克

调味料

盐、味精、红油、油各适量

制作方法

❶ 冬瓜洗净，切块；红椒洗净，切段。

❷ 热锅下油，放入冬瓜和红椒翻炒，加入适量水稍焖至冬瓜熟烂。

❸ 加入盐和味精调味，出锅时淋入红油即可。

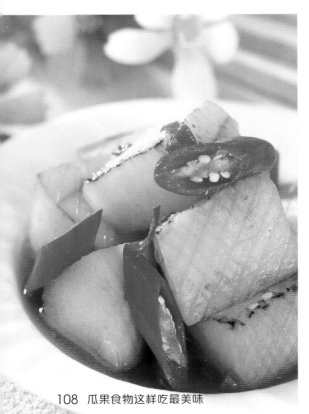

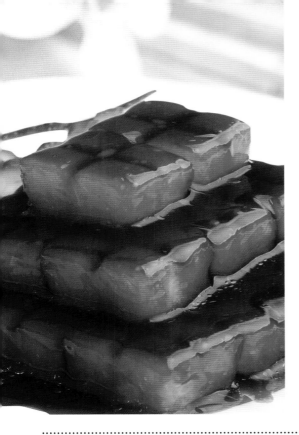

鲍汁冬瓜

材料

冬瓜500克

调味料

鲍汁100毫升，水淀粉20克，盐、老抽、油各适量

制作方法

❶ 冬瓜洗净，去皮、瓤、籽，切方块。

❷ 锅中放油，放入冬瓜块翻炒，加入适量水焖煮。

❸ 放入鲍汁、盐和老抽调味，稍焖，水淀粉勾芡收汁即可出锅。

生焖西葫芦

材料

西葫芦250克，蒜适量

调味料

盐、油、味精各适量

制作方法

❶ 西葫芦洗净，切块；蒜洗净，切片。

❷ 油锅烧热，放入蒜爆香，再入西葫芦翻炒，加适量水稍焖。

❸ 加入盐焖熟，入味精调味，出锅即可。

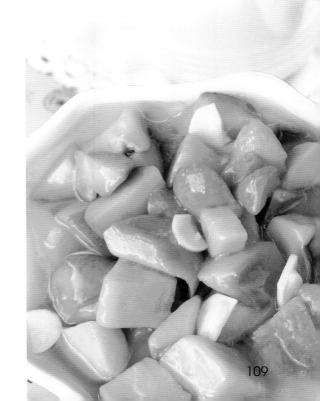

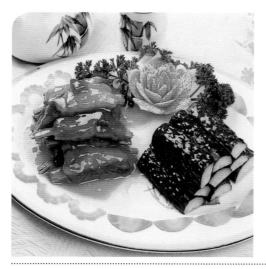

话梅牛排拼黄瓜

材料

黄瓜、牛排各200克，话梅100克

调味料

盐、料酒、糖、水淀粉、红油、香油、油各适量

制作方法

❶ 黄瓜洗净，切段；牛排洗净，斩段，用盐和料酒腌制。

❷ 热锅下油，放入牛排煎炸至变色，入适量水和话梅焖煮。

❸ 放入糖、红油焖熟，以水淀粉勾芡后盛出与黄瓜一起摆盘，淋上香油即可。

干锅苦瓜

材料

苦瓜300克，葱100克，泡椒、红椒各适量

调味料

盐、味精、五香粉、香油、酱油、油各适量

制作方法

❶ 苦瓜洗净，去瓤，切段；葱洗净，切段；红椒洗净，切片；泡椒洗净。

❷ 热锅下油，放入苦瓜、泡椒、红椒翻炒，再加入适量水稍焖。

❸ 加入盐、味精、五香粉、香油、酱油焖熟，转入干锅，放上葱段即可。

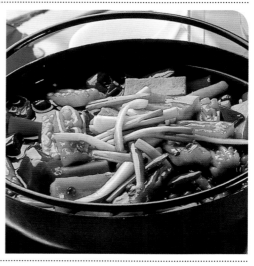

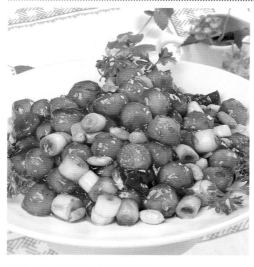

宫爆南瓜球

材料

南瓜400克，蒜100克，葱适量

调味料

糖、水淀粉、番茄酱各适量

制作方法

❶ 将南瓜洗净，用挖球器挖球；蒜洗净，切片；葱切小段。

❷ 锅烧热，放入糖至溶化，加入葱、蒜、南瓜和适量水焖煮。

❸ 加入番茄酱焖熟，放入水淀粉勾芡即可。

红枣百合焖南瓜

材料
南瓜300克，百合100克，红枣50克

调味料
糖、油各适量

制作方法
❶ 南瓜洗净，去皮，切长条；百合、红枣洗净。
❷ 热锅下油，放入南瓜稍炒，加入水、百合和红枣焖煮。
❸ 热锅下油，放入南瓜稍炒，加入水、百合和红枣焖煮。

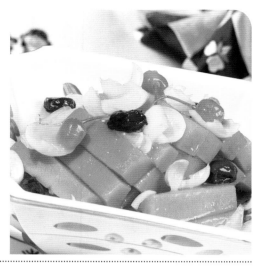

南瓜芋头花生

材料
南瓜、芋头各150克，花生米各适量

调味料
糖适量

制作方法
❶ 南瓜、芋头洗净，去皮，切块；花生米洗净；蒜洗净，切片。
❷ 锅烧热，入蒜、南瓜、芋头、花生米和水焖煮。
❸ 加入糖焖至熟，捞出装盘即可。

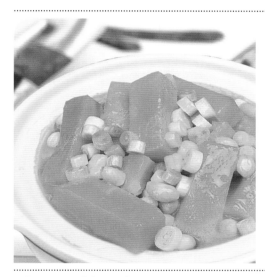

土豆焖南瓜

材料
南瓜、土豆各200克，葱适量

调味料
盐、味精、油各适量

制作方法
❶ 南瓜、土豆洗净，去皮，切块；葱洗净，切末。
❷ 油锅烧热，放入南瓜、土豆翻炒后加水焖煮。
❸ 加入盐和味精焖至熟，撒上葱末装盘即可。

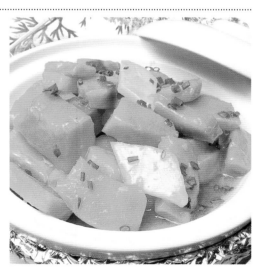

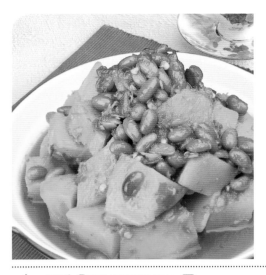

水豆豉南瓜

材料

南瓜300克，水豆豉100克

调味料

盐、味精、辣椒酱、油各适量

制作方法

❶ 南瓜洗净，去皮，切块；水豆豉洗净。

❷ 锅入油烧热，放入南瓜、水豆豉和适量水焖煮。

❸ 加入盐和味精焖熟，加入辣椒酱炒匀出锅即可。

南瓜腰豆百合

材料

南瓜300克，百合100克，腰豆50克

调味料

糖、油各适量

制作方法

❶ 南瓜洗净，去皮，切块；百合、腰豆洗净提前泡好。

❷ 热锅下油，放入南瓜稍炒，加入水、百合和腰豆焖煮。

❸ 加入糖焖至熟，捞出装盘即可。

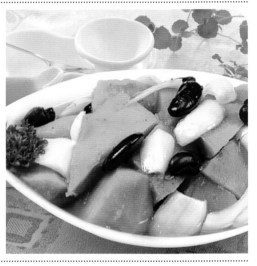

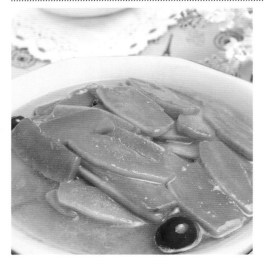

红枣烧南瓜

材料

南瓜250克，红枣少许

调味料

盐3克，味精1克，油适量

制作方法

❶ 南瓜洗净，去皮，切片；红枣洗净，浸泡。

❷ 热锅下油，放入南瓜滑油，加入适量水和红枣焖煮。

❸ 加入盐和味精调味，焖熟出锅即可。

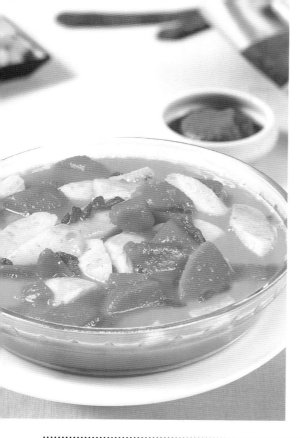

山药焖南瓜

材料

山药300克，南瓜200克，枸杞适量

调味料

盐、味精、油各适量

制作方法

❶ 山药、南瓜洗净，去皮，切片；枸杞洗净。

❷ 油烧热，放入南瓜和山药稍炒，加入适量水焖煮。

❸ 加入盐和味精焖熟，撒上枸杞，出锅即可。

酱香土豆南瓜

材料

南瓜、土豆各200克，葱适量

调味料

番茄酱、油各适量

制作方法

❶ 南瓜、土豆洗净，去皮，切块；香菜洗净，切段。

❷ 油锅烧热，放入南瓜和土豆翻炒，加入适量水焖煮。

❸ 焖至熟，加入番茄酱，撒上香菜即可。

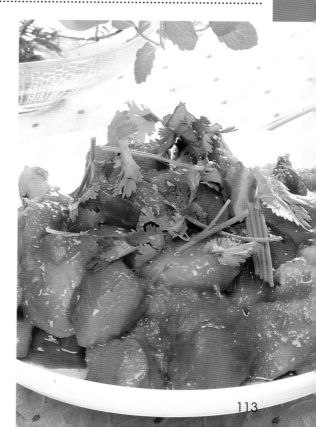

香芋焖南瓜

材料
南瓜、香芋各200克，糖果粒适量

调味料
糖、椰汁、油各适量

制作方法
❶ 南瓜、芋头洗净，去皮，切条。
❷ 油锅烧热，放入南瓜、芋头稍炒，加入适量水焖煮。
❸ 加入糖焖至熟，捞出装盘，淋上椰汁、糖果粒即可。

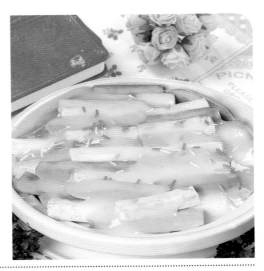

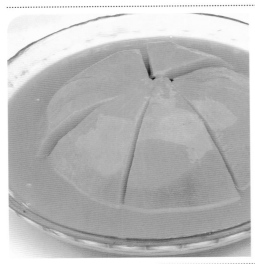

鲍汁南瓜焖百合

材料
南瓜500克，百合适量

调味料
鲍汁50毫升，糖适量

制作方法
❶ 南瓜洗净，切大块；百合洗净。
❷ 锅中注适量水，烧沸，放入百合和南瓜焖煮。
❸ 加入鲍汁和糖焖至熟，起锅装盘即可。

南瓜焖白果

材料
南瓜350克，白果、圣女果、黄瓜各适量

调味料
盐、味精各适量

制作方法
❶ 南瓜洗净，去皮，切块；圣女果洗净，切片；黄瓜洗净，切丁；白果洗净。
❷ 锅烧热，放入南瓜、白果和适量水焖煮。
❸ 加入盐和味精焖熟，加入圣女果和黄瓜拌匀，出锅即可。

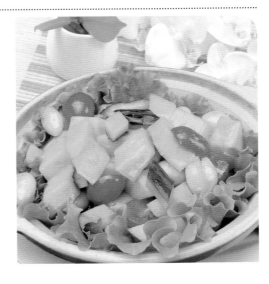

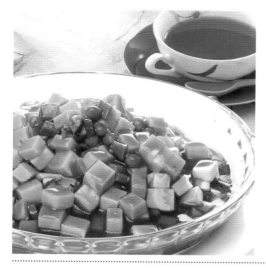

鲍汁茄丁

材料
茄子500克，豌豆20克

调味料
鲍汁100毫升，水淀粉20克，盐、老抽、油各适量

制作方法
❶ 茄子洗净，去皮，切丁，豌豆洗净，备用。
❷ 锅中放油，放入茄子丁、豌豆翻炒，加入适量水焖煮至熟。
❸ 放入鲍汁、盐和老抽调味，水淀粉勾芡即可出锅。

丝瓜清炖豆泡

材料
丝瓜300克，豆泡150克

调味料
盐、味精、油各适量

制作方法
❶ 丝瓜去皮，洗净，切段。
❷ 热锅下油，放入丝瓜和豆泡稍炒，加适量水焖煮。
❸ 加入盐、味精焖熟，起锅即可。

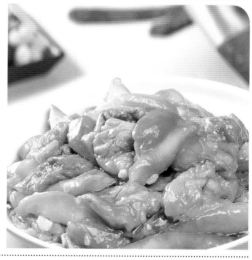

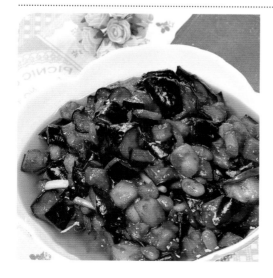

辣味茄丁

材料
茄子300克，毛豆100克，葱适量

调味料
盐3克，味精1克，花生油、辣椒油各适量

制作方法
❶ 茄子洗净，切块；毛豆去壳，洗净；葱洗净，切段。
❷ 热锅下油，放入茄子炒至变软，放入毛豆和适量水焖煮。
❸ 加入盐、味精和葱段焖熟，淋上辣椒油出锅即可。

蟹柳焖冬瓜

材料
冬瓜、蟹柳、扁豆各100克

调味料
盐、味精、料酒、油各适量

制作方法
1. 冬瓜洗净，切段；蟹柳洗净，切段，用盐和料酒腌制；扁豆去筋，洗净。
2. 热锅下油，扁豆翻炒到断生再放入冬瓜、蟹柳，加入适量水稍焖。
3. 加入盐和味精调味，烧熟即可出锅。

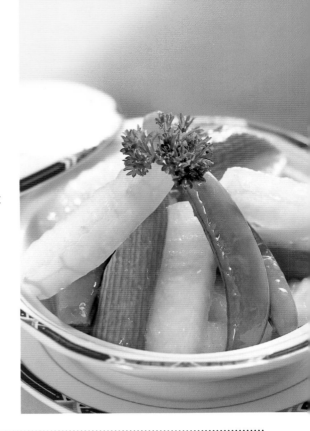

玉米南瓜焖土豆

材料
南瓜、玉米、土豆各200克，红椒、葱各适量

调味料
盐、味精、酱油、油各适量

制作方法
1. 南瓜、土豆洗净，去皮，切块；玉米洗净，切段；葱、红椒洗净，切碎。
2. 油烧热，放入南瓜、土豆和玉米稍炒，再加适量水焖煮。
3. 加入红椒、葱、盐、味精、酱油焖熟，出锅即可。

蟹粉焖丝瓜

材料
丝瓜250克，面筋100克，胡萝卜适量

调味料
蟹粉20克，盐、味精各适量

制作方法
1. 丝瓜去皮洗净，切片；面筋切段；胡萝卜洗净，切片。
2. 热锅下油，放入丝瓜稍炒，加入面筋、胡萝卜和适量水焖煮。
3. 加入盐、味精焖熟，撒上蟹粉，起锅即可。

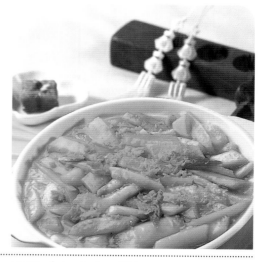

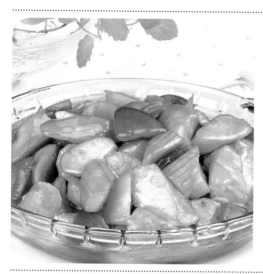

番茄丝瓜

材料
丝瓜250克，番茄100克

调味料
鸡油10克，盐、味精、油各适量

制作方法
1. 丝瓜洗净，去皮，切块；番茄洗净，切块。
2. 热锅下油，放入丝瓜和番茄翻炒，加入适量水稍焖。
3. 放入鸡油、盐和味精调味，焖熟出锅即可。

豆泡酱烧丝瓜

材料
丝瓜200克，豆泡150克，黑木耳适量

调味料
辣椒酱10克，盐、味精、油各适量

制作方法
1. 丝瓜洗净，切段；豆泡切段；黑木耳洗净泡发，撕片。
2. 热锅下油，放入丝瓜稍炒，加入豆泡、黑木耳和适量水焖煮。
3. 加入盐、味精和辣椒酱焖熟，起锅即可。

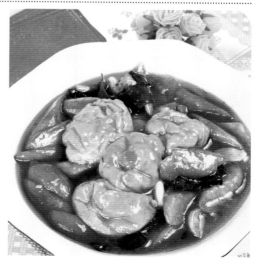

豆干焖茄子

材料

茄子、豆干各200克，韭黄、红椒各适量

调味料

盐3克，味精1克，油适量

制作方法

❶ 茄子洗净，切长段；豆干洗净，切片；韭黄洗净，切段；红椒洗净，切片。

❷ 热锅下油，放入茄子、豆干翻炒，再放入韭黄、红椒和适量水焖煮。

❸ 加入盐和味精调味，焖熟即可。

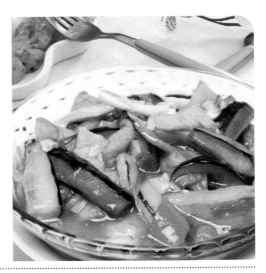

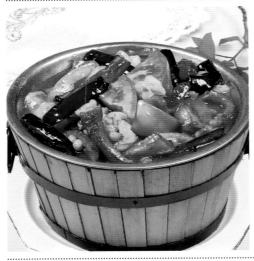

木桶桑拿茄子

材料

茄子、虾仁、番茄、猪皮、豌豆各适量

调味料

盐3克，味精1克，油适量

制作方法

❶ 茄子洗净，切条；番茄洗净，切块；虾仁、豌豆洗净；猪皮切小块。

❷ 热锅下油，放入茄子、虾仁、猪皮炸至变色，加入适量水。

❸ 放入豌豆和番茄焖煮至熟，放入盐和味精调味，起锅盛至木桶即可。

酸甜酱茄子

材料

茄子300克，红椒、青椒各适量

调味料

盐、番茄酱、白糖、水淀粉、油各适量

制作方法

❶ 茄子洗净，打花刀；青椒、红椒洗净，切丁。

❷ 热锅下油，放入茄子炒至变软，加入青椒、红椒和水焖煮至熟。

❸ 加入白糖、番茄酱、盐，以水淀粉勾芡收汁，翻炒均匀即可。

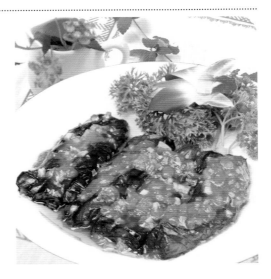

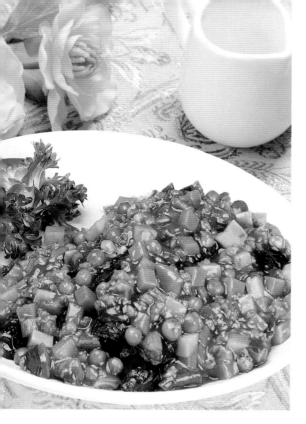

千层茄子

材料

茄子、胡萝卜、猪肉、菠萝丁、干辣椒段、豌豆各适量

调味料

盐、味精、醋、白糖、红油、油各适量

制作方法

❶ 茄子洗净，切丁；胡萝卜洗净，切丁；猪肉洗净，剁碎；豌豆洗净。

❷ 热锅下油，干辣椒爆香，入茄子、胡萝卜、猪肉、豌豆翻炒。

❸ 加入适量水和调味料焖煮，放入菠萝丁翻炒出锅，淋上红油即可。

毛豆烧茄子

材料

茄子400克，毛豆100克

调味料

盐3克，鸡精2克，酱油、醋、水淀粉、油各适量

制作方法

❶ 茄子洗净，去皮，切块；毛豆去壳，洗净。

❷ 锅中注水烧开，放入茄子焯水后，捞出。

❸ 油烧热，入茄子和毛豆翻炒，加盐、鸡精、酱油、醋炒熟加水稍焖，用水淀粉勾芡，装盘即可。

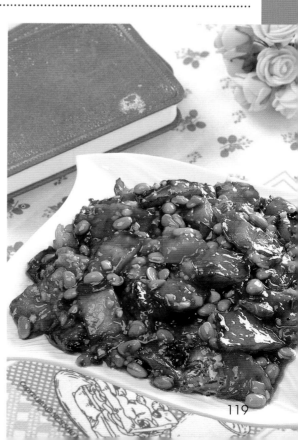

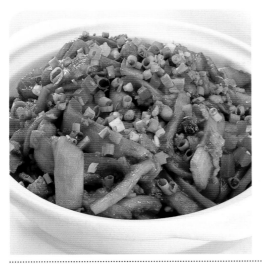

茄子猪肉煲

材料

茄子300克，猪肉、葱、红椒各适量

调味料

盐、鸡精、酱油、油各适量

制作方法

❶ 茄子洗净，去皮，切条；猪肉、葱、红椒洗净，切碎。

❷ 热锅下油，放入猪肉末翻炒，再入茄子和适量水焖煮。

❸ 加入盐、鸡精和酱油，焖熟放入砂煲中，撒上葱和红椒即可。

土豆茄子煲

材料

茄子、土豆各200克，青椒100克，葱适量

调味料

盐3克，味精2克，酱油、油各适量

制作方法

❶ 茄子洗净，切块；土豆洗净，去皮，切块；青椒洗净，切片；蒜洗净，切丁。

❷ 油烧热，放入蒜爆香，再入茄子、土豆、青椒稍炒。

❸ 加入水、盐、酱油焖熟，放入味精起锅即可。

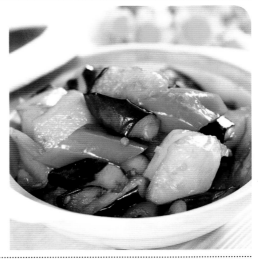

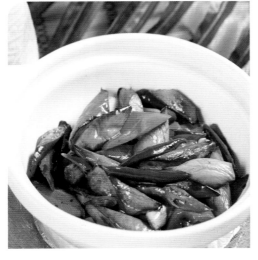

油焖茄子

材料

茄子300克，青椒、红椒各100克，蒜适量

调味料

盐3克，味精2克，油、酱油各适量

制作方法

❶ 茄子洗净，切块；青椒、红椒洗净，切片；蒜洗净，切片。

❷ 油烧热，放入蒜爆香，再入茄子、青椒和红椒稍炒。

❸ 加入水、盐、酱油焖熟，放入味精起锅即可。

百花酿茄子

材料

茄子200克，虾仁150克，青椒、红椒各适量

调味料

白糖、红酒、盐、红油、花生油各适量

制作方法

❶ 茄子洗净，切段；虾仁洗净，用盐腌制；青椒、红椒洗净，切丁。

❷ 热锅下油，放入白糖小火搅拌溶化，放入虾仁、茄子、青椒、红椒翻炒。

❸ 烹入红酒、盐焖熟，起锅淋上红油即可。

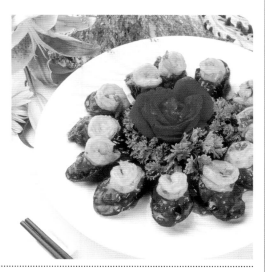

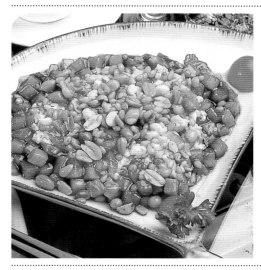

猪肉花生焖茄子

材料

茄子、猪肉、熟花生米、青椒、松子各适量

调味料

盐、味精、老抽、水淀粉、油各适量

制作方法

❶ 茄子洗净，去皮，切丁；猪肉洗净，切丁；青椒洗净，切碎。

❷ 油烧热，放入茄子、猪肉、青椒稍炒，加入适量水焖煮至熟。

❸ 放入花生米、松子，盐、味精、老抽入味，用水淀粉勾芡即可。

肉末辣烧茄子

材料

茄子200克，猪肉、小白菜各适量

调味料

盐、辣椒酱、鸡精、油各适量

制作方法

❶ 茄子洗净，去皮，切圆片；猪肉洗净，切碎；小白菜洗净，入沸水焯熟捞出。

❷ 热锅下油，放入猪肉末翻炒，再入茄子和适量水焖煮。

❸ 加入盐、鸡精和辣椒酱，焖熟装盘，用小白菜点缀即可。

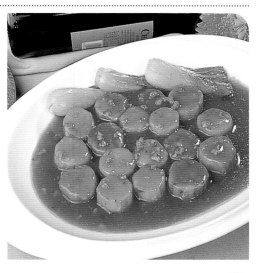

糖醋茄子

材料

茄子250克

调味料

糖、醋、盐、酱油、油各适量

制作方法

❶ 茄子洗净，切条。

❷ 热锅下油，下入茄子炸至变软捞出。

❸ 锅内留油，下酱油、醋、糖、盐炒匀，下入茄子上色，加适量水焖熟即可。

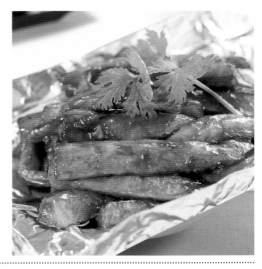

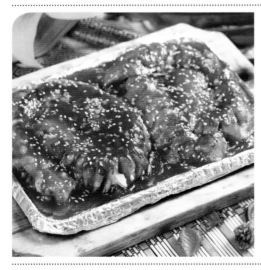

铁板泰汁茄子

材料

茄子500克，熟白芝麻20克；青椒适量

调味料

泰汁200毫升，盐、味精、油各适量

制作方法

❶ 茄子洗净，打花刀；青椒洗净，切末。

❷ 油锅烧热，放入茄子煎至变软，加入适量水、盐、味精焖烧。

❸ 熟后捞起，装入热铁板，淋上泰汁，撒上青椒和芝麻即可。

冬瓜焖红椒

材料

冬瓜400克，红椒200克，蒜3瓣，葱2根

调味料

香油5克，鸡精5克，盐3克

制作方法

❶ 将冬瓜去籽洗净后切成厚片；红椒洗净，切块；葱切段，蒜切末。

❷ 锅内放少许水，将冬瓜煮至八成熟后，捞起沥干水分；锅内加少许油，放入蒜末、红椒块，倒入冬瓜片翻炒几下。

❸ 最后放入盐、鸡精，淋入香油，起锅装盘即可。

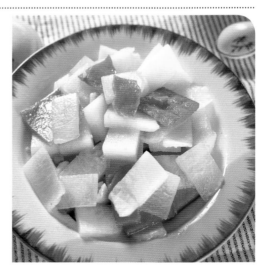

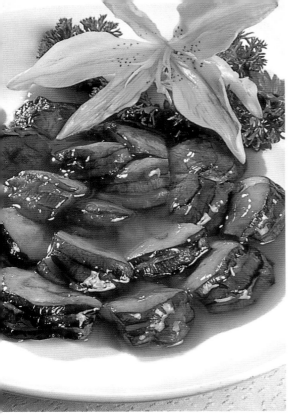

红油茄子

材料

茄子300克

调味料

红油、盐、味精、油各适量

制作方法

❶ 茄子洗净，切片。

❷ 热锅下油，放入茄子炒至变软，加入适量水稍焖。

❸ 放入红油、盐和味精拌匀，出锅即可。

糖醋茄夹

材料

茄子200克，猪肉150克，西蓝花100克

调味料

糖、醋、盐、酱油、油各适量

制作方法

❶ 猪肉洗净，剁成肉馅；茄子洗净，切厚片；西蓝花洗净，掰成小朵。

❷ 茄子片中间切开（不切断），把肉馅填入，压实。

❸ 锅内留油，下酱油、醋、糖、盐炒匀，下茄夹和西蓝花上色，加适量水焖熟即可。

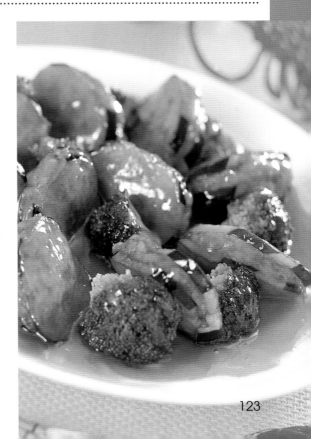

焖烧茄条

材料

茄子150克，蒜、香菜各适量

调味料

油、盐、味精、酱油、水淀粉各适量

制作方法

❶ 茄子洗净，去皮，切条；蒜、香菜洗净，切碎。

❷ 热锅下油，放入茄子翻炒至变软，放入蒜、盐、酱油和适量水稍焖。

❸ 放入味精调味，入水淀粉勾芡，撒上香菜即可。

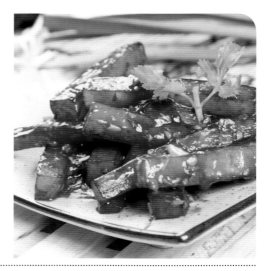

酸甜焖茄

材料

茄子100克，红椒适量

调味料

糖、醋、盐、葱、酱油、油各适量

制作方法

❶ 茄子洗净，去皮，切长条；葱洗净，切末；红椒洗净，切圈。

❷ 锅中热油，放入茄子炸至变软，捞出。

❸ 留少许底油，放入糖、醋、酱油、盐和适量水调匀，放入茄子、红椒焖熟，撒上葱末即可。

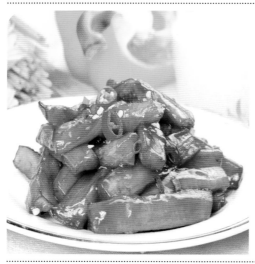

红焖茄子

材料

茄子200克，青椒50克

调味料

盐、味精、酱油、油各适量

制作方法

❶ 茄子洗净，切块；青椒洗净，切片。

❷ 热锅下油，放入茄子和青椒稍炒，加入盐、酱油和适量水焖烧。

❸ 加入味精调味，出锅即可。

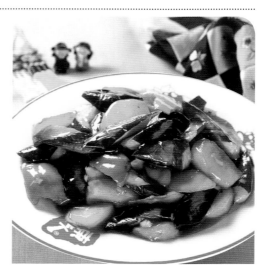

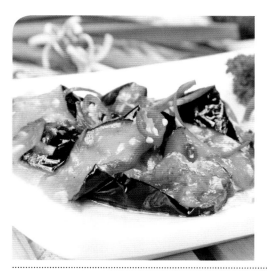

甜面酱焖茄子

材料

茄子100克，红椒、葱各适量

调味料

甜面酱50克，油适量

制作方法

❶ 茄子洗净，切厚片；葱洗净，切丝；红椒洗净，切圈。

❷ 锅中热油，放入茄子炸至变软，放入甜面酱和适量水焖至熟，出锅。

❸ 撒上葱丝、红椒圈即可。

蒜香花生茄丁

材料

茄子250克，熟花生米、干辣椒段、青椒块、红椒块、蒜泥各适量

调味料

料酒、糖、醋、盐、酱油、油各适量

制作方法

❶ 茄子洗净，去皮，切丁。

❷ 热锅下油，下入茄子炸至变软捞出。

❸ 锅内留油，下酱油、醋、糖、料酒、盐、蒜泥炒匀，下入所有原料，加适量水焖熟即可。

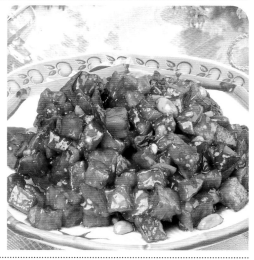

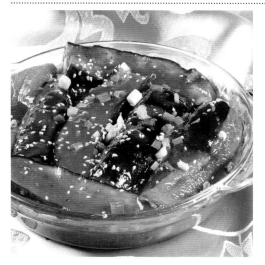

酱汁烧茄子

材料

茄子400克，青椒100克，熟芝麻、葱各适量

调味料

油、烧烤酱各适量

制作方法

❶ 茄子洗净，切大块；青椒洗净，去籽，拍扁；葱洗净，切末。

❷ 热锅下油，放入茄子和青椒翻炒至变色；加入适量水焖煮。

❸ 淋上烧烤酱焖熟，出锅，撒上熟芝麻和葱末即可。

扒茄子

材料

茄子350克，红椒、青椒、蒜各适量

调味料

盐3克，味精1克，老抽10毫升，油适量

制作方法

❶ 茄子洗净，去皮，切条；红椒、青椒、蒜洗净，切丁。

❷ 热锅下油，放入茄子煎至变软，加入适量水焖煮。

❸ 放入蒜、青椒、红椒、盐和老抽焖熟，加入味精调味出锅即可。

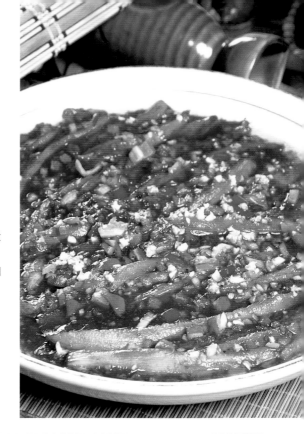

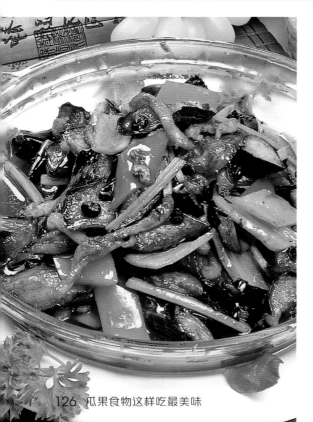

青蒜双椒焖茄子

材料

茄子300克，青蒜、青椒、红椒、豆豉各适量

调味料

盐、味精、酱油、油各适量

制作方法

❶ 茄子洗净，切片；青蒜洗净，切段；青椒、红椒洗净，切片。

❷ 热锅下油，放入豆豉爆香，加入茄子、青蒜、青椒、红椒翻炒。

❸ 加入适量水、盐、酱油焖熟，加入味精调味即可。

蒜味双椒焖茄子

材料

茄子200克，蒜、红椒、青椒各适量

调味料

盐、味精、生抽、水淀粉、油各适量

制作方法

❶ 茄子洗净，去皮，切段；蒜、红椒、青椒洗净，切碎。

❷ 热锅下油，放入茄子煎至变软，捞出。

❸ 锅内留油，放入蒜、红椒、青椒翻炒，加入适量水，调入调味料，再放入茄子焖熟，以水淀粉勾芡盛出即可。

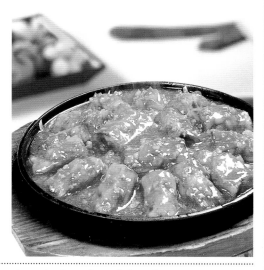

红油大茄段

材料

茄子200克，面粉20克，葱适量

调味料

盐5克，鸡精2克，红油、油各适量

制作方法

❶ 茄子洗净，切长段；面粉和水，调成面糊，裹在茄子上；葱洗净，切末。

❷ 热锅下油，茄子下入油锅炸至变色，放入适量水，入盐和葱，焖熟。

❸ 放入鸡精调味，出锅，淋上红油即可。

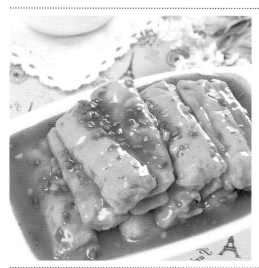

京味烧茄子

材料

茄子400克，葱、蒜各适量

调味料

盐3克，蚝油10毫升，水淀粉15克，油各少许

制作方法

❶ 茄子洗净，去蒂切块；葱洗净，切末；蒜去皮，剁成末。

❷ 油锅烧热，放入蒜末炒香，下茄子炒至断生。

❸ 加适量清水焖煮片刻，烧至汁水收浓时调入盐、蚝油，用水淀粉勾芡，最后撒上葱末。

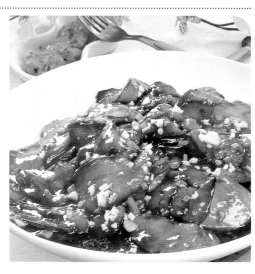

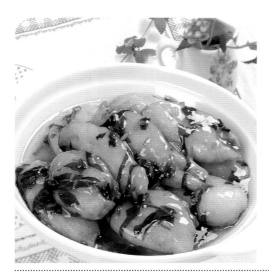

黄金脆茄盒

材料

茄子100克，小白菜50克

调味料

盐5克，鸡精2克，淀粉、油各适量

制作方法

❶ 茄子洗净，切块；面粉、淀粉和水成面糊，裹在茄子上；小白菜洗净，切碎。

❷ 热锅下油，下入茄子炸至变色，入盐和小白菜，放入适量水，焖熟。

❸ 放入鸡精调味，出锅即可。

双椒蚕豆焖茄丁

材料

茄子300克，青椒、红椒、蚕豆各适量

调味料

鲍汁、盐、生抽、油各适量

制作方法

❶ 茄子洗净，切丁；青椒、红椒洗净，切圈；蚕豆洗净。

❷ 热锅下油，放入青椒、红椒、蚕豆、茄子翻炒。

❸ 加入少量水焖煮，加入盐、生抽，淋入鲍汁出锅即可。

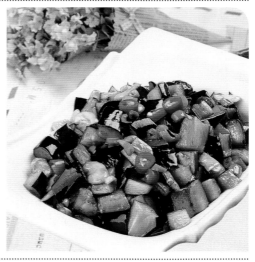

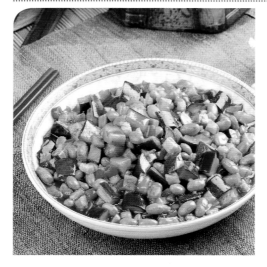

毛豆红椒焖茄丁

材料

茄子300克，毛豆100克，红椒适量

调味料

盐3克，味精1克，油适量

制作方法

❶ 茄子洗净，切丁；毛豆去壳，洗净；红椒洗净，切丁。

❷ 热锅下油，放入茄子炒至变软，放入毛豆和适量水焖煮。

❸ 加入盐、味精和红椒焖熟，出锅即可。

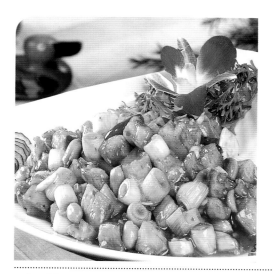

宫爆茄丁

材料
茄子200克,蒜白100克,熟花生、干红椒适量

调味料
盐、糖、醋、红油、水淀粉、油各适量

制作方法
1. 茄子洗净,去皮,切丁;蒜白洗净,切圈;干红椒切段。
2. 热锅下油,下入茄子炸至变软捞出。
3. 锅内留油,放入蒜、干红椒炸出香味,下醋、糖、盐炒匀,下入茄子、花生炒至上色,加适量水焖熟,用水淀粉勾芡,淋上红油即可。

火腿肠焖茄丁

材料
茄子300克,火腿肠、红椒、葱各适量

调味料
鲍汁100毫升,水淀粉20克,盐、油、生抽各适量

制作方法
1. 茄子洗净,切丁;火腿肠切碎;红椒、葱洗净,切碎。
2. 锅入油,放入茄子丁翻炒,入适量水焖煮。
3. 放入红椒、火腿肠焖熟,加入鲍汁、盐和生抽调味,以水淀粉勾芡出锅撒上葱末即可。

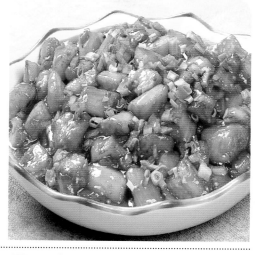

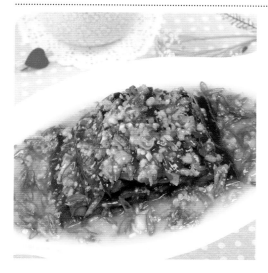

风味烧茄子

材料
茄子300克,青椒100克,葱、朝天椒各适量

调味料
盐、味精、水淀粉、油各适量

制作方法
1. 茄子洗净,切条;葱洗净,切末;青椒洗净,切片;朝天椒洗净,切碎。
2. 热锅下油,放入青椒、朝天椒翻炒,加入适量水、盐,再放入茄子焖煮。
3. 放入味精调味,加入水淀粉勾芡,撒上葱末即可。

葵花子茄鳖

材料

茄子200克，葵花子仁、蛤蜊肉、鳖肉、葡萄干、腰果各适量

调味料

盐、味精、老抽、油各适量

制作方法

❶ 茄子洗净，去皮，切丁；蛤蜊肉、鳖肉、葡萄干洗净。

❷ 热锅下油，放入茄子、蛤蜊肉、鳖肉翻炒，加入葵花子仁、葡萄干、腰果和水焖煮。

❸ 加入盐、味精、老抽调味，待水干时出锅即可。

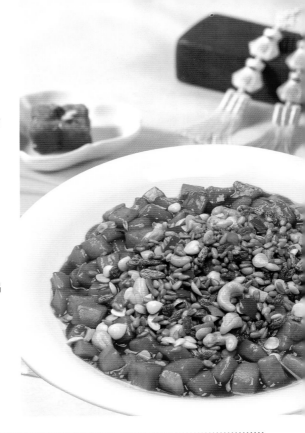

酱汁茄子

材料

茄子250克，青椒、红椒各100克

调味料

盐、味精、老抽、水淀粉、油各适量

制作方法

❶ 茄子洗净，打花刀；青椒、红椒洗净，切末。

❷ 热锅下油，放入青椒、红椒、茄子翻炒，入水焖到茄子熟透。

❸ 放入味精、盐、老抽调味，用水淀粉勾芡，出锅即可。

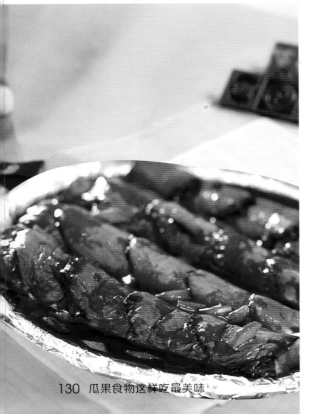

糖色茄子

材料
茄子400克

调味料
糖、盐、香油、油各适量

制作方法
❶ 茄子洗净，去皮，切段。
❷ 热锅下油，放入糖翻炒至溶化，放入茄子裹上糖色。
❸ 加入少量水，放入盐焖煮至熟，起锅后淋上香油即可。

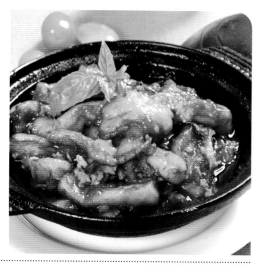

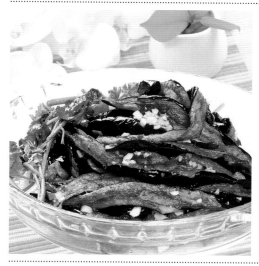

蒜香茄子

材料
茄子300克，蒜、香菜各适量

调味料
油、盐、味精各适量

制作方法
❶ 茄子洗净，切条；蒜洗净，切末；香菜洗净，切段。
❷ 油烧热，放入茄子煸至变软，放入蒜和适量水稍焖。
❸ 加入味精、盐调味放上香菜段即可。

牛肉扒茄子

材料
茄子400克，牛肉100克，葱末、蒜末各适量

调味料
盐3克，料酒8毫升，酱油15毫升

制作方法
❶ 茄子去蒂洗净，切条；牛肉洗净，切末。
❷ 油锅烧热，下牛肉炒香，烹入料酒、酱油，放入茄子同炒片刻。
❸ 锅中加水烧开，调入盐焖至茄子软烂，出锅装盘，撒上葱末、蒜末即可。

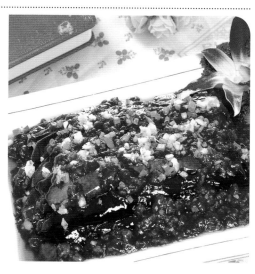

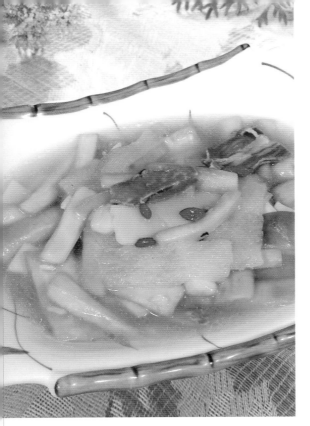

竹荪烧丝瓜

材料

丝瓜150克，竹荪、枸杞、腊肉各适量

调味料

盐、味精、油各适量

制作方法

❶ 丝瓜去皮，洗净，切条；竹荪洗净，切段；腊肉洗净，切片；枸杞洗净。

❷ 热锅下油，放入丝瓜、竹荪、腊肉稍炒，加适量水焖煮。

❸ 加入盐、味精焖熟，撒上枸杞起锅即可。

椒香茄子

材料

茄子200克，青椒、红椒、葱各适量

调味料

油、盐、味精、生抽、香油各适量

制作方法

❶ 茄子洗净，切丁；青椒、红椒、葱洗净，切末。

❷ 热锅下油，放入茄子炸至变软，加入适量水，放入青椒、红椒焖煮。

❸ 加入调味料，撒上葱末即可。

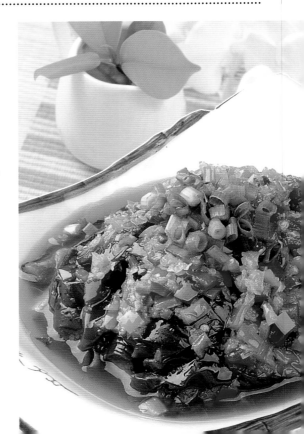

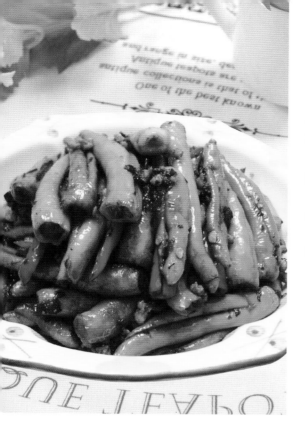

焖双椒

材料
青椒300克，红椒100克，猪肉150克，姜、蒜各5克

调味料
盐3克，酱油、油、醋各适量

制作方法
❶ 青椒、红椒均去蒂洗净，切条状；猪肉洗净，切末；姜、蒜均去皮洗净，切末。
❷ 油锅下油烧热，入姜、蒜爆香后，放入肉末略炒，再入青椒、红椒炒匀，加盐、酱油、醋调味，焖煮至熟，装盘即可。

油焖青椒

材料
青椒400克，猪瘦肉150克，红椒适量

调味料
盐2克，生抽8毫升，鸡精1克，料酒10毫升，油适量

制作方法
❶ 青椒去蒂洗净，切段后掏空；猪瘦肉洗净，剁成蓉，加盐、料酒拌匀，酿入青椒中；红椒洗净，切碎。
❷ 油锅烧热，放入酿青椒煎熟，加水，调入生抽、鸡精烧至入味，出锅装盘。
❸ 用余油炒香红椒，盛在酿青椒上即可。

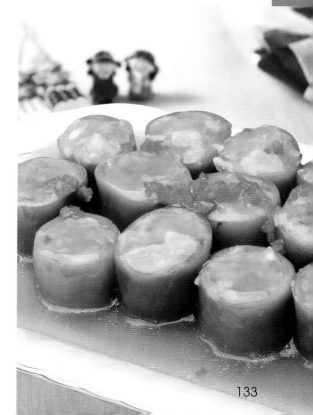

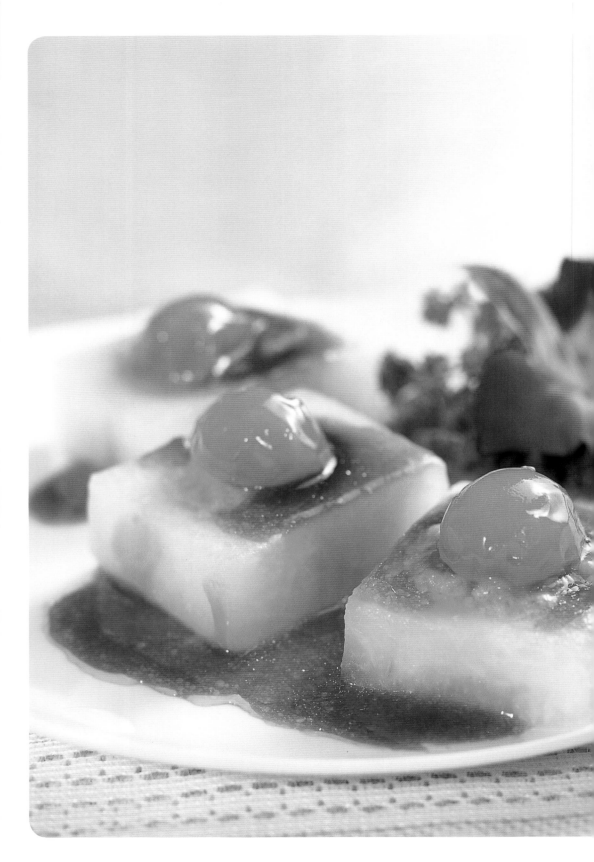

05

蒸、煮

　　蒸，是人们常用的烹饪方法之一，非常适合用来制作汁水丰富的瓜果类，既可以保持其营养不流失，又可以保持食物的原汁原味。煮，则是将食材放入大量的汤汁或清水中煮熟，成菜美观大方，味美汁多，深受人们欢迎。本章将为您介绍多款瓜果的蒸煮菜肴。

鲍汁冬瓜

材料

冬瓜350克，西蓝花50克

调味料

鲍汁200毫升，盐3克，鸡精2克，油少量

制作方法

❶ 将冬瓜去皮洗净，切块，摆盘；西蓝花洗净，掰小朵，焯水。

❷ 将冬瓜放入蒸锅蒸10分钟，取出。

❸ 炒锅加少许油加热，倒入鲍汁烧沸，加盐和鸡精，起锅淋在冬瓜上，放上西蓝花点缀即可。

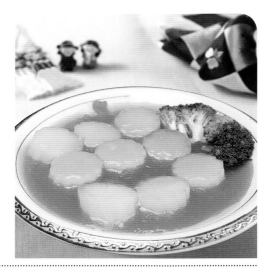

咸蛋黄蒸冬瓜

材料

冬瓜500克，咸蛋黄50克

调味料

老抽15毫升，盐、鸡精、香油各少许

制作方法

❶ 将冬瓜去皮去瓤，洗净，切方块，装盘，上面放上咸蛋黄，入蒸锅蒸8分钟。

❷ 另取一容器，将老抽、香油、盐和鸡精搅拌均匀，淋在蒸好的冬瓜上即可食用。

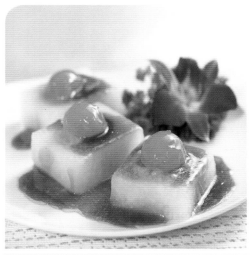

百花玉枕

材料

冬瓜200克

调味料

盐、辣椒粉、水淀粉、油各适量

制作方法

❶ 冬瓜去瓤，洗净切块，装盘。

❷ 将冬瓜入蒸锅蒸熟，取出。

❸ 油锅烧热，加盐、辣椒粉和少许水调成味汁，用水淀粉勾芡，起锅倒在蒸好的冬瓜上即可。

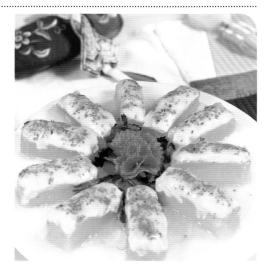

西蓝花蒸冬瓜

材料

冬瓜、西蓝花各200克

调味料

盐3克，鸡精2克，油少许

制作方法

❶ 将西蓝花洗净，掰成小朵，摆盘；冬瓜去皮去瓤，洗净切薄片，摆在西蓝花中央。

❷ 入蒸锅蒸至熟。

❸ 另起锅加油烧热，加少许水，调入盐和鸡精调味，淋在冬瓜上即可。

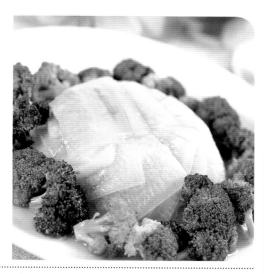

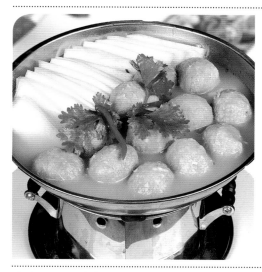

冬瓜煮牛肉丸

材料

牛肉丸300克，冬瓜250克

调味料

高汤500毫升，盐4克，鸡精3克，油少许

制作方法

❶ 将牛肉丸洗净，沥干；冬瓜去皮，洗净，切片。

❷ 锅中注入少许油烧热，倒入适量高汤煮开，加入盐和鸡精搅拌均匀，再倒入牛肉丸煮10分钟，最后倒入冬瓜片同煮至熟。

黄金苦瓜

材料

苦瓜350克，咸蛋黄100克

调味料

盐、鸡精各2克，香油2毫升

制作方法

❶ 将苦瓜洗净，切去头尾，取适当长度，去籽去瓤，中间塞入咸蛋黄，切成片。

❷ 将苦瓜片摆盘，入蒸锅蒸熟。

❸ 将盐、鸡精和香油调成味汁，淋在苦瓜上即可。

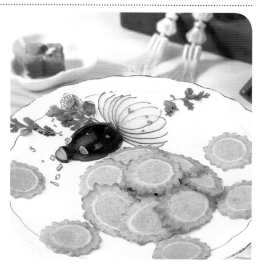

苦瓜酿白玉

材料

苦瓜400克，虾仁200克

调味料

红油15毫升，盐3克

制作方法

❶ 将苦瓜洗净，去瓤，切段，浸泡于盐水腌制；虾仁洗净，用盐稍腌制。

❷ 将虾仁填入苦瓜中，装盘，放入蒸锅中蒸熟。

❸ 最后淋入适量红油即可。

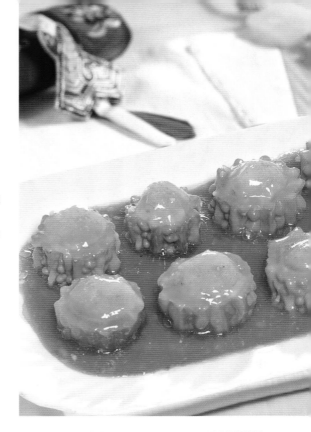

百合红枣蒸南瓜

材料

南瓜350克，百合20克，红枣50克，枸杞适量

调味料

盐3克，鸡精2克，香油适量

制作方法

❶ 将南瓜去皮去瓤，洗净切长块，整齐码入盘中；红枣洗净，摆盘；百合洗净，放在南瓜上，枸杞洗净，撒入盘中。

❷ 将盐、鸡精和香油调成味汁，淋在南瓜上，放入蒸锅蒸熟即可。

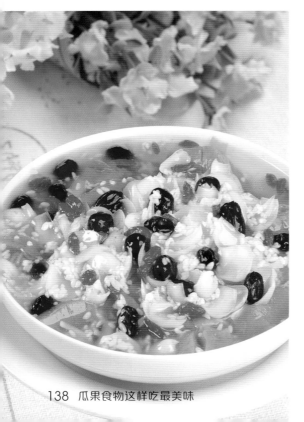

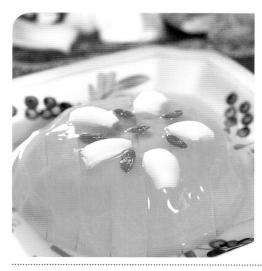

扣南瓜

材料
南瓜350克，百合、枸杞各少许

调味料
蜂蜜适量，香油15毫升

制作方法
1. 将南瓜去皮，洗净，切块，码入盘中；百合、枸杞均洗净泡发。
2. 百合和枸杞放南瓜上，入蒸锅蒸至熟。
3. 将蜂蜜和香油加少许温水搅匀，淋在南瓜上即可。

蜂蜜南瓜脯

材料
南瓜250克

调味料
蜂蜜水30毫升

制作方法
1. 南瓜去瓤去皮，洗净切片，放入盘中。
2. 将南瓜放入蒸锅蒸熟，取出。
3. 淋入蜂蜜水，盛在碗中即可。

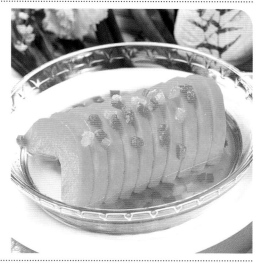

青椒蒸茄子

材料
青椒100克，茄子200克，红椒各10克

调味料
盐、味精各3克，酱油10毫升

制作方法
1. 茄子洗净，切条，摆盘；青、红椒洗净，切粒。
2. 油锅烧热，下入青、红椒爆香，放盐、味精、酱油调成味汁，淋在茄子上。
3. 将盘子放入锅中，隔水蒸熟即可。

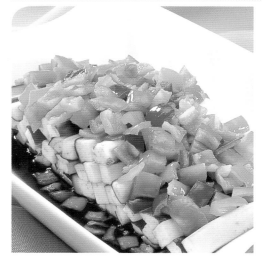

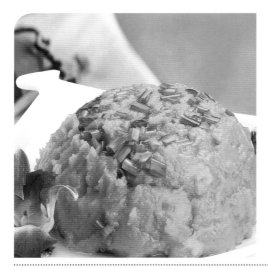

风味南瓜泥

材料

南瓜300克，红椒丁、葱末各少许

调味料

盐3克，红油10毫升，香油12毫升

制作方法

❶ 南瓜去瓤，去皮，洗净，切小块，入沸水锅中煮熟，捞出装入容器中捣烂，倒扣在盘中。

❷ 将盐、红油、香油和红椒丁、葱末拌匀，倒在南瓜上。

❸ 把盘放入蒸锅，将南瓜蒸至入味即可。

南瓜冻

材料

南瓜250克

调味料

蜂蜜15克

制作方法

❶ 将南瓜去皮去瓤，洗净，切块，放入沸水锅中煮至熟烂，捞出，放入容器中，捣烂，加入蜂蜜，放入冰箱冷却。

❷ 取出，切成长方块即可。

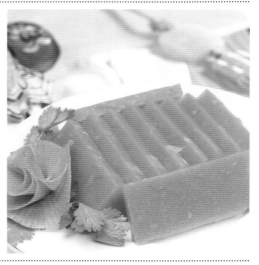

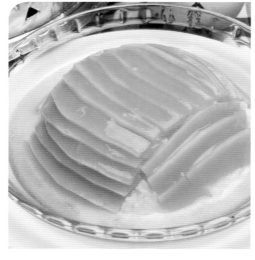

糯米蒸南瓜

材料

糯米100克，南瓜200克

调味料

盐4克，香油15毫升

制作方法

❶ 将糯米洗净，浸泡15分钟后捞起，装入容器中；南瓜去皮去瓤，洗净切薄片，整齐码在糯米上。

❷ 往容器中加适量水，将盐和香油调匀淋在南瓜上，入蒸锅蒸熟即可。

白果南瓜

材料

南瓜200克，白果20克

调味料

蜂蜜20克

制作方法

❶ 将南瓜去瓤，去皮，洗净，切片，整齐码入盘中；白果浸泡片刻，用清水洗净，摆在南瓜周围。

❷ 将蜂蜜加少许温水搅拌均匀，淋在南瓜上，把盘放入蒸笼中蒸至熟，即可。

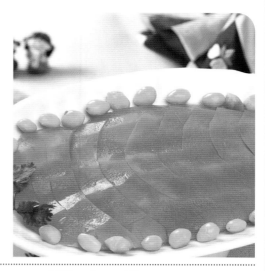

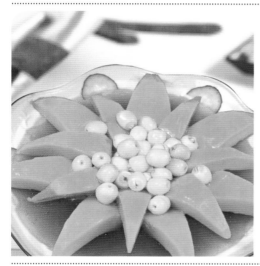

一品南瓜

材料

南瓜400克，莲子50克

调味料

香油20毫升，盐3克，鸡精2克

制作方法

❶ 将南瓜去皮，去瓤，切块；莲子去莲心，洗净，焯水后捞出待用。

❷ 将南瓜装入盘中，摆成花瓣状，倒入莲子。

❸ 将盐和鸡精、香油调成味汁，淋入盘中，再把盘放入蒸笼蒸至熟即可。

白果糯米蒸南瓜

材料

糯米100克，南瓜350克，白果20克

调味料

红油25毫升，盐、鸡精各少许

制作方法

❶ 将糯米浸泡15分钟，洗净后沥干；南瓜去瓤，去皮洗净，切块；白果洗净。

❷ 将南瓜摆盘中，倒入糯米和白果，再放入蒸锅蒸至熟。

❸ 最后将红油、盐、鸡精拌匀，淋在南瓜上即可。

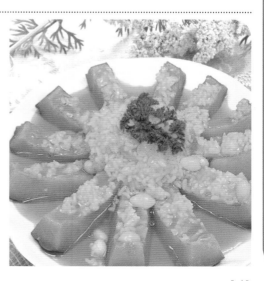

香芋南瓜盅

材料

南瓜1个，芋头适量

调味料

蜂蜜10克

制作方法

① 南瓜切下顶部，去瓤洗净；芋头洗净。

② 锅上水烧开，下芋头煮熟，捞出去皮，放入一容器内捣碎。

③ 芋头加蜂蜜做成饼状，放入南瓜盅中，摆盘即可。

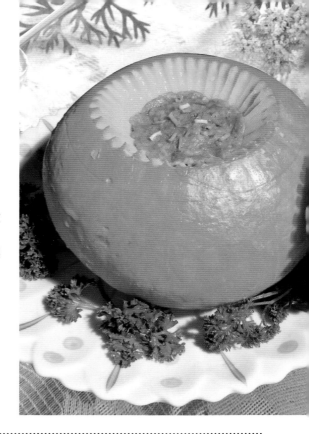

豉汁南瓜蒸排骨

材料

南瓜、猪排骨各200克，辣椒粒5克，豆豉20克，豉汁适量

调味料

盐2克，老抽、料酒、葱末各适量

制作方法

① 猪排骨洗净，剁成块，加盐、料酒、豉汁腌渍入味；豆豉放入油锅内炒香后，去油汁待用；南瓜去皮、瓤，洗净，切成大块排于碗中。

② 将排骨放入碗中，入蒸锅蒸半小时，至熟后取出。

③ 将盐、老抽、料酒、辣椒粒、葱末及炒过的豆豉调成味汁，淋在排骨上即可。

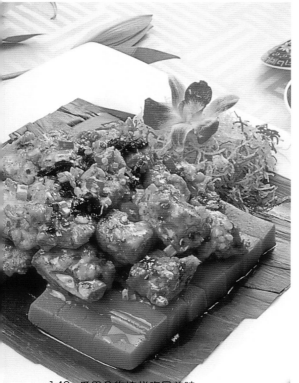

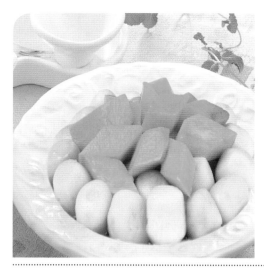

冰糖芋艿南瓜

材料
南瓜150克，芋艿300克

调味料
冰糖10克

制作方法
1. 南瓜去瓤，去皮，洗净切块；芋艿去皮，洗净切块。
2. 将芋艿、南瓜放入盘中，蒸熟，取出。
3. 加温水调匀冰糖，淋入盘中即可。

红枣蒸南瓜

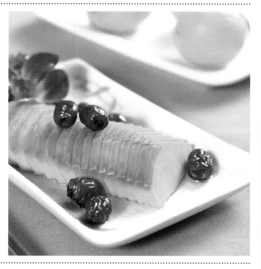

材料
老南瓜500克，红枣25克

调味料
白糖10克

制作方法
1. 将南瓜削去硬皮，去瓤后切成厚薄均匀的片；红枣泡发洗净。
2. 将南瓜片装入盘中，加入白糖拌匀，摆上红枣。
3. 蒸锅上火，放入备好的南瓜，蒸约30分钟，至南瓜熟烂即可食用。

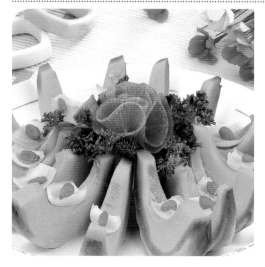

百合枸杞南瓜

材料
南瓜400克，百合50克，枸杞40克

调味料
盐、鸡精各3克，香油适量

制作方法
1. 南瓜去皮，去瓤，切块，摆盘；百合和枸杞均洗净，泡发、沥干，放在南瓜上。
2. 将南瓜放入蒸锅蒸熟。
3. 将盐、鸡精、香油拌匀，调成味汁，淋在蒸好的南瓜上即可。

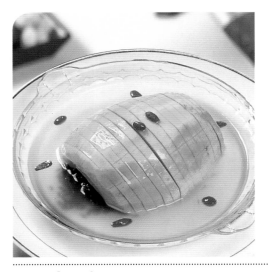

黑米蒸老南瓜

材料
黑米100克，南瓜200克，枸杞少许

调味料
蜂蜜10克

制作方法
❶ 南瓜去皮，去瓤，洗净，切厚片；黑米洗净，浸泡10分钟；枸杞洗净泡发。
❷ 盘中放上南瓜，将黑米塞置于南瓜底下，上蒸锅蒸熟烂。
❸ 蜂蜜加水调匀，淋在南瓜上，撒上枸杞，取出即可。

元宵南瓜

材料
南瓜300克，元宵100克，枸杞、豌豆各适量

调味料
蜂蜜30克

制作方法
❶ 南瓜去皮去瓤，洗净切长块；枸杞洗净泡发；豌豆洗净。
❷ 将南瓜整齐排放在盘中，放入元宵、豌豆，入蒸锅蒸熟，取出。
❸ 蜂蜜加温水调匀，淋在南瓜上，撒上枸杞即可。

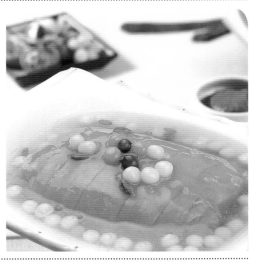

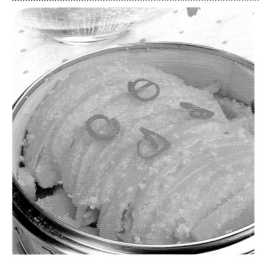

粉蒸南瓜

材料
南瓜300克，红椒少许，面粉适量

调味料
白糖适量

制作方法
❶ 南瓜去皮去瓤，洗净切薄片；红椒洗净，切圈。
❷ 白糖、面粉加少许水调，均匀裹在南瓜上，上蒸锅蒸熟，取出。
❸ 撒上红椒圈即可。

蜜枣南瓜盅

材料

南瓜1个，蜜枣、葡萄、圣女果各适量

调味料

蜂蜜20克

制作方法

❶ 南瓜去皮、去瓤洗净，打上花刀；蜜枣、葡萄均对切，去核；圣女果切分为二。

❷ 将南瓜、大枣、葡萄、圣女果放入盘中，放入蒸锅蒸熟，取出。

❸ 蜂蜜加水拌匀，淋入盘中即可。

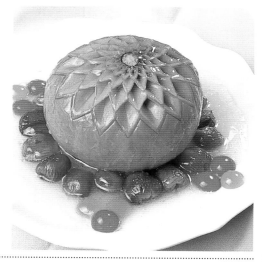

百合蒸南瓜

材料

南瓜200克，百合50克，红枣10克

调味料

蜂蜜20克

制作方法

❶ 南瓜去瓤去皮，洗净切长块；百合洗净，泡发剥片；红枣洗净。

❷ 将南瓜整齐排放在盘中，放入百合、红枣，上蒸锅蒸熟烂，取出。

❸ 蜂蜜加水搅拌均匀，淋入盘中即可。

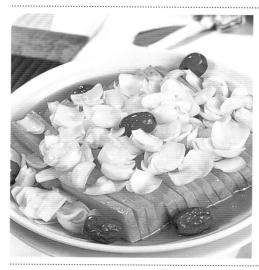

南瓜槟榔芋

材料

南瓜400克，槟榔芋、圣女果各少许

调味料

蜂蜜适量

制作方法

❶ 南瓜洗净，去把，打上花刀，入盘；槟榔芋洗净切段；圣女果洗净。

❷ 将槟榔芋入蒸锅蒸熟透，放置于容器内加蜂蜜捣烂，做成如图造型，放在南瓜顶上。

❸ 将南瓜放入蒸锅熟后，摆上圣女果即可。

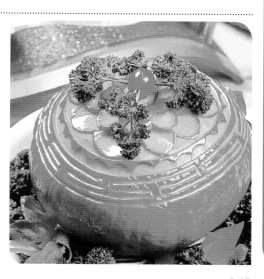

清蒸南瓜芋头

材料
南瓜、芋头各200克

调味料
蜂蜜适量

制作方法
1. 南瓜去瓤，去皮，洗净切块；芋头去皮，洗净切块。
2. 将南瓜、芋头分别放入锅中蒸熟烂，取出放入容器内。
3. 入冰箱冷却后切片，加入蜂蜜，摆入盘中即可。

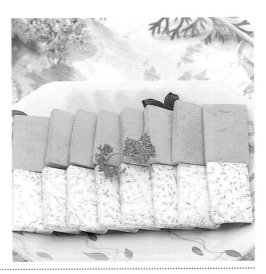

丝瓜豆腐煮黑木耳

材料
丝瓜、豆腐、黑木耳各适量

调味料
盐、醋、高汤、油各适量

制作方法
1. 丝瓜去皮，洗净切片；豆腐洗净切片；黑木耳洗净，泡发撕片。
2. 油锅烧热，下入丝瓜、黑木耳翻炒；注入高汤再下入豆腐煮熟。
3. 加盐、醋调味，盛入碗中即可。

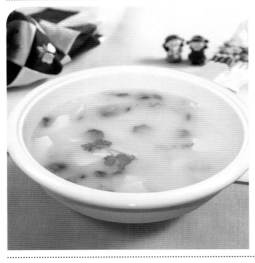

百合金瓜

材料
南瓜300克，百合、西蓝花少许

调味料
蜂蜜30克

制作方法
1. 南瓜去皮，去瓤，洗净，切大块；百合洗净泡发；西蓝花洗净，切成小朵，氽水。
2. 将南瓜放入盘中，整齐摆好，放上百合，入蒸锅蒸熟，取出。
3. 加温水拌匀蜂蜜，淋入盘中，撒上西蓝花即可。

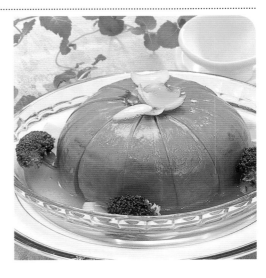

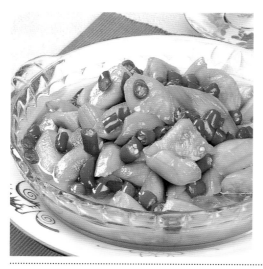

湘式煮丝瓜

材料

丝瓜200克，红椒30克

调味料

盐3克，味精2克，上汤300毫升，油少量

制作方法

① 丝瓜去皮，洗净切块；红椒去蒂，洗净切段。

② 油锅烧热，下丝瓜翻炒片刻，注入上汤，煮至丝瓜熟透汁稠。

③ 加盐、味精调味，装盘，撒上红椒即可。

蒜泥蒸丝瓜

材料

丝瓜400克，红椒少许，蒜泥、葱末各适量

调味料

盐、水淀粉、油各适量

制作方法

① 丝瓜去皮，洗净切段；红椒洗净切圈。

② 将丝瓜放入盘中，上蒸锅蒸熟后，取出。

③ 油锅烧热，下盐、蒜泥调味，注入少许水，用水淀粉勾芡，起锅淋在丝瓜上，撒上葱末、红椒，摆盘即可。

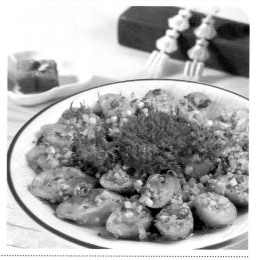

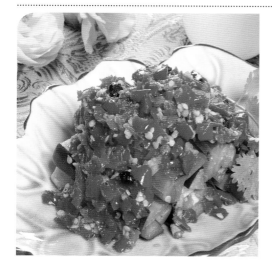

剁椒蒸茄子

材料

茄子300克，剁椒30克，豆豉10克

调味料

盐3克，红油适量

制作方法

① 茄子去蒂洗净，切条状，摆好盘，入蒸锅蒸熟后取出。

② 锅下油烧热，用盐、剁椒、豆豉、红油做成调味料，淋在茄子上即可。

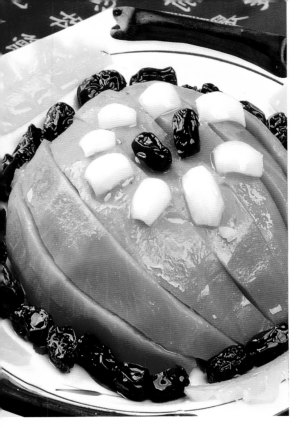

蜜枣百合扣南瓜

材料

南瓜300克，蜜枣100克，百合、菠萝各少许

调味料

蜂蜜25克

制作方法

❶ 南瓜去皮，去瓤，洗净，切大块；蜜枣去核；百合洗净剥片；菠萝去皮洗净，切薄片。

❷ 将南瓜、蜜枣、百合放入盘中，摆好，上蒸锅蒸熟，取出。

❸ 蜂蜜加凉开水调匀后淋入盘中，摆上菠萝片，即可食用。

四色南瓜

材料

南瓜300克，百合10克，红、青椒各适量

调味料

盐、水淀粉、油各适量

制作方法

❶ 南瓜去皮去瓤，洗净切块；百合洗净，泡发剥片；红、青椒均洗净，切粒。

❷ 将南瓜扣置于盘中摆好，撒上百合，入蒸锅加水蒸熟，取出。

❸ 油锅烧热，下盐拌匀，调水淀粉勾芡，淋在南瓜上，撒上红、青椒粒即可。

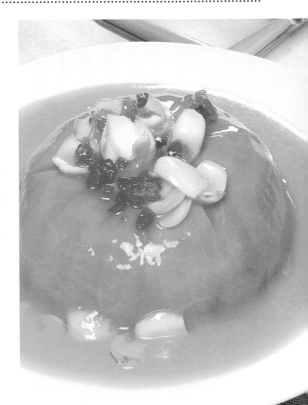

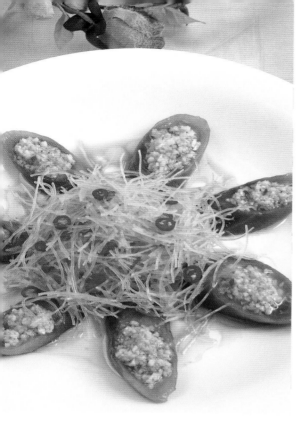

粉丝蒸丝瓜

材料

丝瓜1条，粉丝10克，猪肉、红椒、蒜泥各适量

调味料

盐3克，醋2毫升，水淀粉10克，油少许

制作方法

① 丝瓜洗净，切斜段，去皮、瓤；粉丝洗净，泡发切段；红椒洗净切圈；猪肉洗净切末。

② 将猪肉末与蒜泥拌匀后塞入丝瓜，盘中摆成花状，撒上粉丝，上蒸锅蒸熟后取出。

③ 油锅烧热，下盐、醋调味，加水淀粉勾芡，淋入盘内即成。

旱蒸茄子

材料

茄子400克，葱、姜、蒜各5克，红椒10克

调味料

盐3克，酱油、醋各适量

制作方法

① 茄子去蒂洗净，切条状；葱洗净，切末；姜、蒜均去皮洗净，切末；红椒去蒂洗净，切圈。

② 将茄子装盘，入蒸锅蒸熟后取出。

③ 锅下油烧热，入姜、蒜、红椒爆香，加盐、酱油、醋调味，入葱末略炒，盛在茄子上即可。

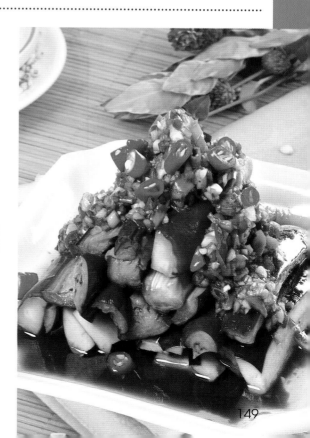

佛手茄子

材料

茄子200克，蒜泥、葱末各适量

调味料

盐、辣椒油、油各适量

制作方法

❶ 茄子去皮，去掉尾部，割分茄子至把，成细长条状。

❷ 将茄子放入盘中，入蒸锅蒸熟。

❸ 油锅烧热，放入盐、蒜泥、辣椒油，加少许水调成味汁，起锅倒在茄子上，撒上葱末即可。

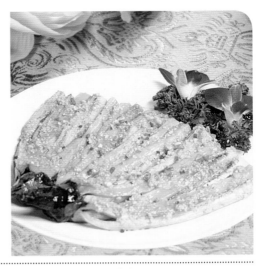

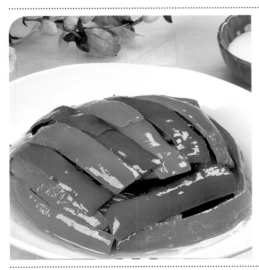

双椒蒸茄子

材料

茄子300克，青椒、红椒各30克

调味料

盐3克，香油适量

制作方法

❶ 茄子、青椒、红椒均去蒂洗净，切条状。

❷ 将切好的茄子、青椒、红椒加盐调味，摆好盘，入蒸锅蒸熟取出，淋上香油即可。

丝瓜蒸元贝

材料

丝瓜、元贝、红椒各适量，蒜泥20克

调味料

盐3克，油少许

制作方法

❶ 丝瓜去皮洗净，切段；元贝洗净；红椒洗净，切粒。

❷ 将丝瓜摆放入盘中，放元贝在丝瓜上，上蒸锅蒸熟，取出。

❸ 油锅烧热，下盐、蒜泥调成味汁，淋在元贝上，撒上红椒粒即可。

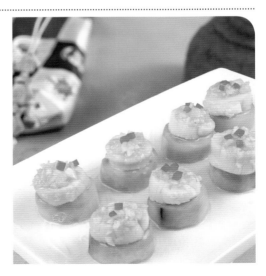

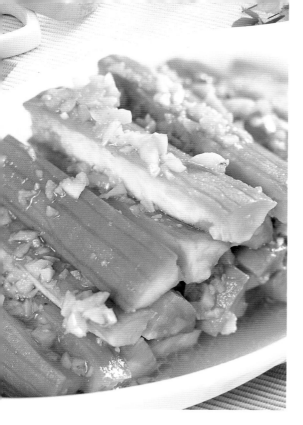

蒜泥丝瓜

材料

丝瓜300克，蒜20克

调味料

盐5克，味精1克，生抽、油各少许

制作方法

❶ 丝瓜去皮后洗净，切成条条状，排入盘中。

❷ 蒜去皮，剁成泥，下油锅中爆香，再加盐、味精、生抽拌匀，舀出淋于丝瓜排上。

❸ 将丝瓜入锅蒸5分钟即可。

红油茄子

材料

茄子150克，葱末适量

调味料

盐、红油、辣椒粉、油各适量

制作方法

❶ 茄子去皮洗净，切成长段。

❷ 将茄子整齐堆放在盘中，放入蒸锅蒸熟，取出。

❸ 油锅烧热，将盐、红油、辣椒粉调成味汁，起锅倒在茄子上，撒上葱末即可。

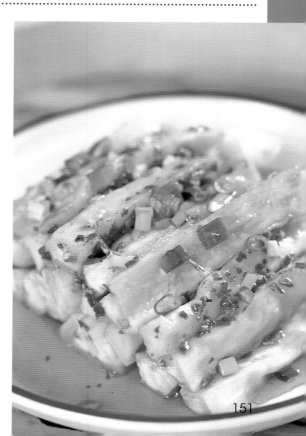

米汤煮丝瓜

材料

丝瓜150克

调味料

盐3克，米汤500毫升，油适量

制作方法

① 丝瓜去皮，洗净切段。

② 油锅烧热，下丝瓜翻炒，倒入米汤煮熟。

③ 加盐调味，起锅入盘即可。

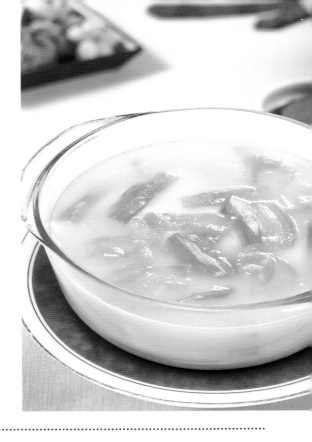

丝瓜娃娃菜

材料

娃娃菜300克，丝瓜、枸杞各适量

调味料

盐3克，醋4毫升，高汤600毫升，油少量

制作方法

① 丝瓜去皮，洗净切条；娃娃菜洗净剥片；枸杞洗净泡发。

② 锅注油烧热，下娃娃菜略炒，将丝瓜放入，倒入高汤，煮至熟。

③ 加盐、醋调味，撒上枸杞即可。

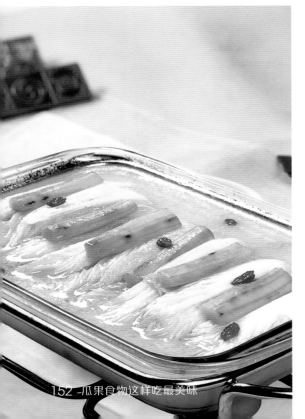

剁椒手撕茄

材料
茄子250克，熟芝麻、葱末各少许

调味料
盐、红油、剁椒酱、油各适量

制作方法
1 茄子洗净，切长条。
2 将茄子摆放入盘中，上蒸锅蒸熟，取出。
3 油锅烧热，放入盐、红油、剁椒酱，加少许水调成味汁，淋在茄子上，撒上熟芝麻、葱末即可。

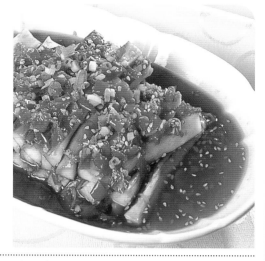

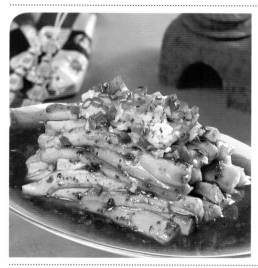

蒜泥茄子

材料
茄子300克，蒜泥、葱末各适量

调味料
盐3克，红油15毫升，辣椒酱15克，油适量

制作方法
1 茄子去皮，洗净切条，整齐堆放盘中，入蒸锅蒸熟，取出。
2 油锅烧热，调盐、辣椒酱、红油成味汁，淋入。
3 撒上蒜泥、葱末即可。

红椒茄子

材料
茄子500克，红辣椒20克，蒜30克

调味料
香油10毫升，盐5克，味精2克

制作方法
1 茄子洗净，留茄把竖切（不切断），切成长条，蒸熟，取出晾凉。
2 红辣椒洗净，切成末；蒜去衣，剁成蒜泥。
3 锅烧热下香油，放红椒末、蒜泥爆香，盛出后与其他调味料拌匀，淋在蒸熟的茄子条上即可。

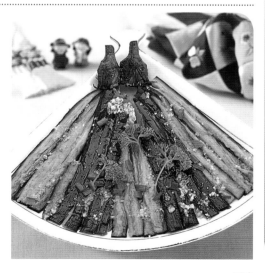

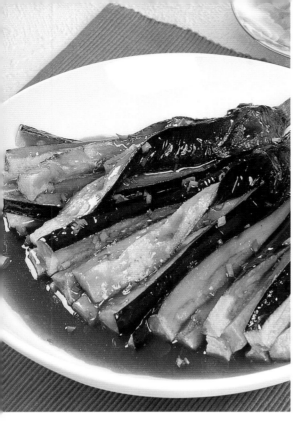

灯笼茄子

材料

茄子300克，葱末适量

调味料

盐3克，酱油、醋各10毫升，水淀粉、油各适量

制作方法

1. 茄子洗净，切掉尾部，用刀割分至把，成细条状。
2. 将盘放入蒸锅蒸熟，取出。
3. 油锅烧热，调匀盐、醋、酱油，用水淀粉勾芡，起锅淋入盘中，撒上葱末即可。

豉汁蒸茄条

材料

茄子350克，豆豉适量

调味料

盐、剁椒酱各适量

制作方法

1. 茄子洗净，切成小段，摆放入盘中。
2. 将豆豉匀撒在茄子上，入蒸锅，大火蒸7分钟。
3. 油锅烧热加盐、剁椒酱调成味汁，淋入即可。

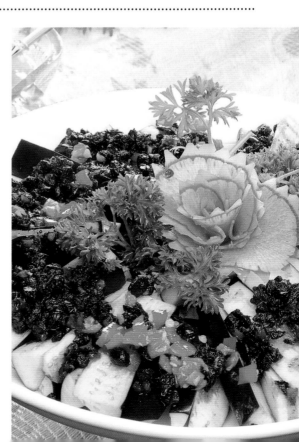

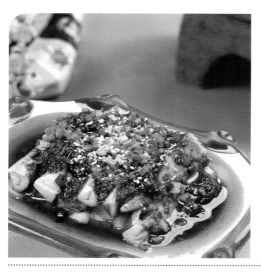

风味茄条

材料
茄子200克，熟芝麻少许，葱5克

调味料
老干妈酱30克，红油、油各适量

制作方法
❶ 茄子洗净，切条；葱洗净，切末。
❷ 将茄子放入盘中，摆好，入蒸锅蒸熟。
❸ 油锅烧热，将红油、老干妈酱调成味汁，淋入盘中，撒上葱末、熟芝麻即可。

美味茄泥

材料
茄子200克，葱白、香菜、蒜泥各适量

调味料
盐、红油、辣椒酱、油各适量

制作方法
❶ 茄子去皮，洗净切段；葱白洗净，切斜段；香菜洗净，切段。
❷ 将茄子叠放入盘中，均匀铺上蒜泥，放进蒸锅蒸熟。
❸ 油锅烧热，将盐、红油、辣椒酱调匀后淋入，撒上葱白、香菜即可。

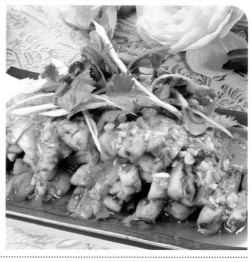

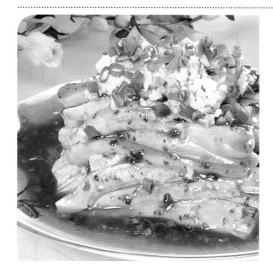

蒜香蒸茄子

材料
茄子250克，葱末、蒜泥各适量

调味料
盐适量

制作方法
❶ 茄子去皮，洗净切段。
❷ 将茄子放入蒸笼摆好，蒸熟取出。
❸ 蒜泥加盐调匀，铺在茄子上，撒上葱末即可。

155

红油蒜泥茄子

材料

茄子200克，香菜、蒜泥各适量

调味料

红油、盐、酱油、油各适量

制作方法

❶ 茄子削皮，洗净切片；香菜洗净，切段。

❷ 将茄子在盘中整齐摆放，入蒸锅蒸熟，取出。

❸ 油锅烧热，放入红油、盐、酱油，加少许水调成味汁淋在茄子上，撒上香菜、蒜泥即可。

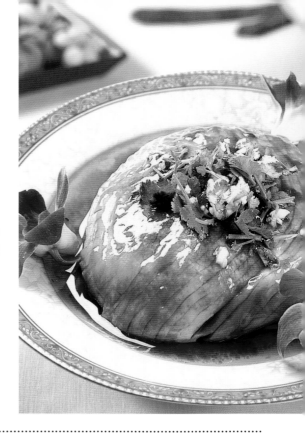

田园香茄

材料

茄子2个，青椒30克，熟芝麻少许

调味料

红油、盐、醋、油各适量

制作方法

❶ 茄子洗净，切薄片；青椒洗净，切小粒状。

❷ 将茄子整齐摆盘，均匀铺上青椒，入蒸锅煮熟。

❸ 油锅烧热，加红油、盐、醋调成味汁淋入，撒上熟芝麻即可。

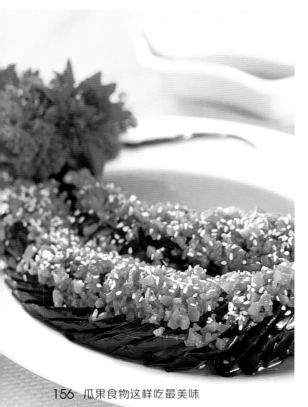

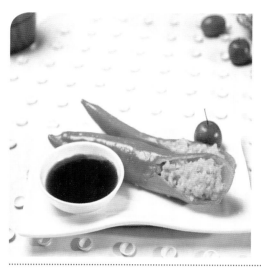

肉末酿青椒

材料

猪肉80克，青椒50克

调味料

盐、料酒、胡椒粉各适量

制作方法

❶ 猪肉洗净，剁成末。

❷ 肉末加盐、料酒、胡椒粉腌制20分钟至入味。

❸ 青椒洗净，在根部斜切一个口，掏去内瓤，将肉末酿入青椒内，压实。

❹ 将酿好的青椒装入盘中，隔水蒸熟即可。

虾胶酿青椒

材料

灯笼青椒200克，虾200克

调味料

盐3克，味精1克，酱油5毫升，蚝油3毫升

制作方法

❶ 青椒洗净切圈；将酱油、蚝油、盐、味精一起加入水煮成味汁。

❷ 虾洗净，剁碎打成虾胶。

❸ 将虾胶酿入青椒圈内，入锅中蒸5分钟后取出，淋上味汁即可。

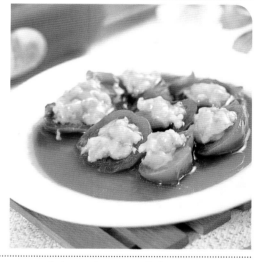

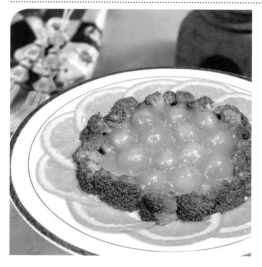

百花酿香荔

材料

荔枝100克，西蓝花、橙子各适量

调味料

蜂蜜适量

制作方法

❶ 荔枝去壳洗净；西蓝花洗净，切成小朵；橙子洗净，切薄片。

❷ 将西蓝花摆成圈后放入荔枝，入蒸锅蒸3分钟，取出。

❸ 蜂蜜加水调匀，淋在荔枝上，橙子摆盘即可。

西瓜盅

材料

鸡肉100克，西瓜1个

调味料

酸奶、白糖各适量

制作方法

1. 西瓜洗净，去顶后掏肉放入西瓜盅内；鸡肉洗净，切块。
2. 净锅上水烧开，汆鸡肉至熟，捞出，放入西瓜内。
3. 将酸奶、白糖调匀淋入，即可食用。

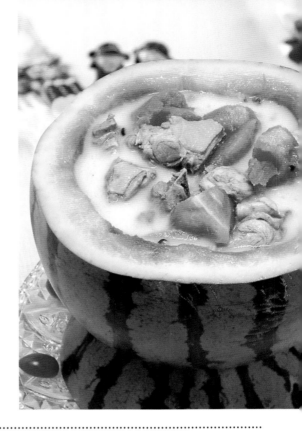

江南糯米枣

材料

红枣100克，糯米50克

调味料

蜂蜜15克

制作方法

1. 红枣洗净，切开去核；糯米洗净，浸泡15分钟，捞出沥水。
2. 将糯米碾碎，加蜂蜜调匀，放入红枣中，整齐地放入盘中摆好。
3. 将摆好的盘放入蒸锅蒸熟即可。

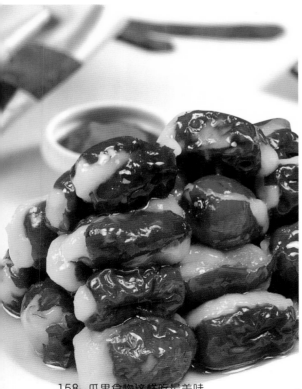

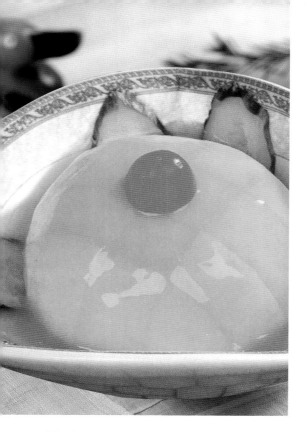

黄瓜蒸梨

材料
梨、黄瓜、圣女果各适量

调味料
蜂蜜20克

制作方法
1. 梨去皮洗净，切块；黄瓜洗净，切片；圣女果洗净，对切。
2. 将切好的梨整齐地叠放入盘，放入黄瓜，入蒸锅蒸熟。
3. 将蜂蜜加水调匀淋入，摆上圣女果点缀即可。

蜜枣蒸板栗

材料
红枣100克，板栗150克

调味料
蜂蜜30克

制作方法
1. 红枣去核洗净；板栗洗净，去壳取肉。
2. 将红枣、板栗分别装入盘的两边，入蒸锅蒸熟，取出。
3. 淋入蜂蜜，即可食用。

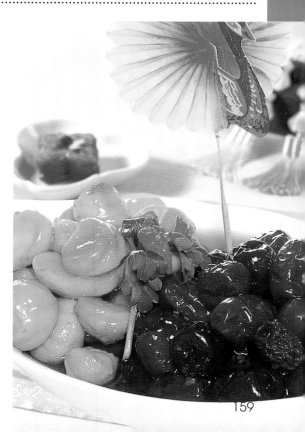

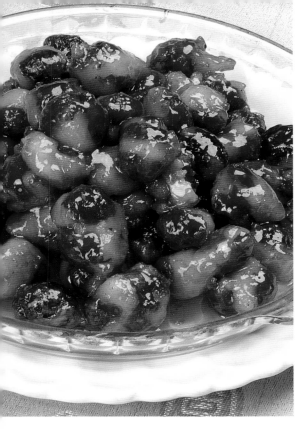

蜜汁开口笑

材料

红枣200克

调味料

蜂蜜30克

制作方法

❶ 红枣去核，洗净。

❷ 净锅上水烧开，放入红枣，煮红枣至表皮剥落。

❸ 起锅装盘调入蜂蜜拌匀即可。

鸡汁黑木耳

材料

水发黑木耳250克，枸杞15克，西芹30克

调味料

鸡汁300毫升，盐3克，鸡精2克，油适量

制作方法

❶ 将水发黑木耳洗净，撕成小片；西芹洗净，打花刀；枸杞洗净泡发、沥干。

❷ 油锅置火上，下入黑木耳稍炒，倒入鸡汁烧开，再下入枸杞和西芹同煮。

❸ 调入盐和鸡精，起锅装盘即可。

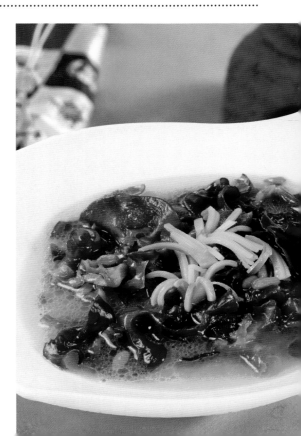

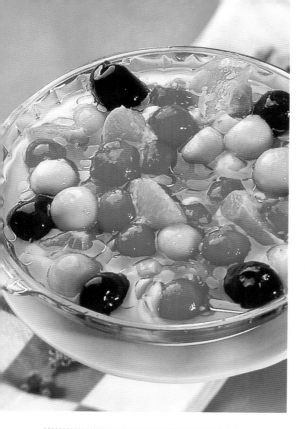

鲜果蒸百合

材料

百合、蜜枣、柑橘、樱桃、莲子各适量

调味料

白糖适量

制作方法

1. 百合洗净，泡发撕片；樱桃去蒂洗净；柑橘去皮，掰成瓣；莲子去皮、去莲心，洗净。
2. 净锅注入清水烧开，下入百合、樱桃、柑橘、蜜枣、莲子煮熟。
3. 调白糖拌匀即可。

荠菜花菜煮口蘑

材料

口蘑150克，花菜200克，荠菜50克

调味料

香油15毫升，盐3克，鸡精2克，油适量

制作方法

1. 将口蘑洗净，切段；花菜洗净，掰成小朵；荠菜洗净，切碎。
2. 油炒锅加少许油烧至七成热，下入口蘑和花菜滑炒片刻，倒入适量清水煮开，加入荠菜同煮。
3. 加盐和鸡精调味，淋入适量香油即可。

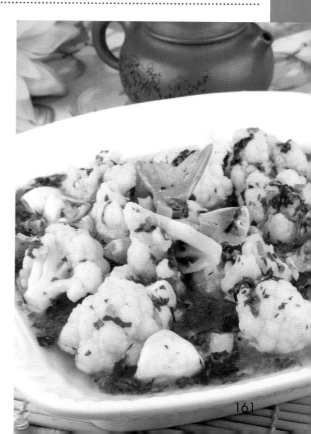

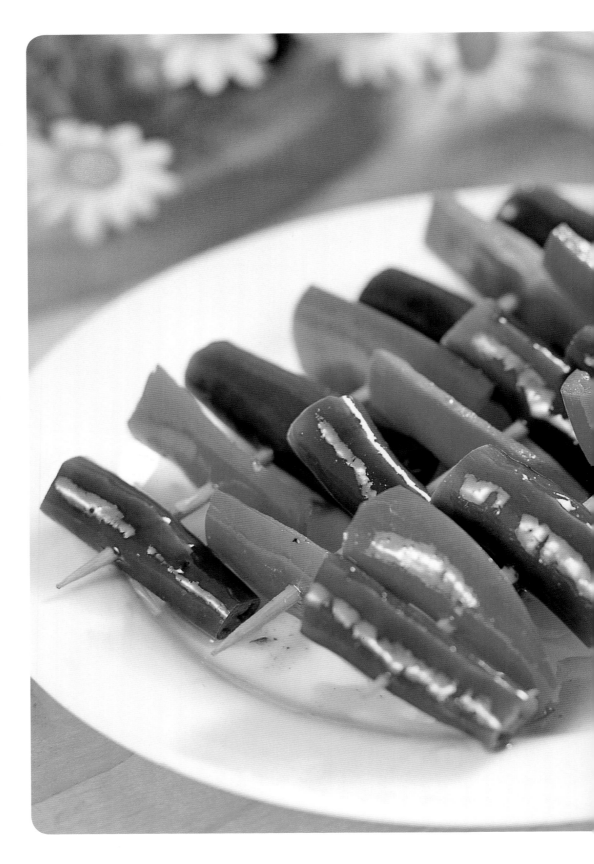

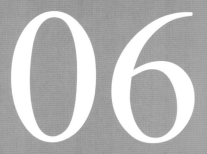

06

煎、炸、烤

　　煎、炸、烤是简单易学的烹调方法，其成菜色泽金黄、口感酥香，有助于增强食欲。瓜果类菜用此法烹饪，别有一番风味。炸茄子外酥内嫩，烤辣椒焦香可口……各类烧烤调味料的应用让人品尝到应接不暇的极致美味！

朱古力冬瓜排

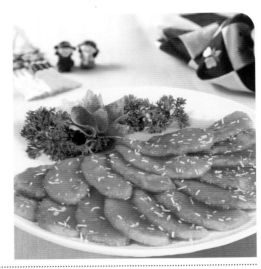

材料
冬瓜300克，朱古力屑10克，鸡蛋1个

调味料
淀粉10克，番茄酱、油各适量

制作方法
❶ 冬瓜去皮，切成薄片，鸡蛋打散，粘裹上鸡蛋、淀粉调成的糊。
❷ 油锅烧热，下入冬瓜片炸至结壳时，捞出排入盘中。
❸ 番茄酱入油锅中炒散，淋在冬瓜排上，撒上朱古力屑即可。

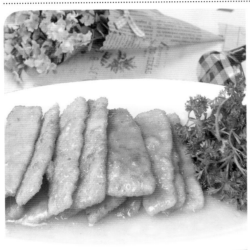

脆皮冬瓜

材料
冬瓜350克，鸡蛋2个

调味料
盐、淀粉、柠檬汁、油各适量

制作方法
❶ 冬瓜去皮去瓤，洗净切片；鸡蛋打散，加入盐、淀粉一起搅打成糊状。
❷ 将冬瓜均匀裹上鸡蛋糊，放入烧热的油锅中炸至金黄色，捞出沥油。
❸ 装盘后淋上柠檬汁即可。

香煎冬瓜

材料
冬瓜300克，鸡蛋2个，葱、熟黑芝麻各3克

调味料
盐3克，淀粉、油各适量

制作方法
❶ 冬瓜去皮、去籽洗净，切片；葱洗净，切末。
❷ 淀粉加水、盐，鸡蛋打入其中，一起搅成糊状，均匀地裹在冬瓜片上。
❸ 锅下油烧热，放入冬瓜片，炸至表面金黄，捞出控油，撒上葱末和熟黑芝麻即可（淀粉糊不要过干，也不要过稀）。

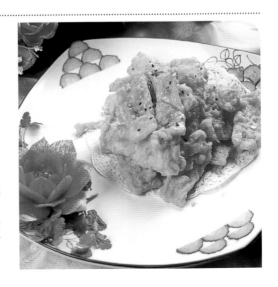

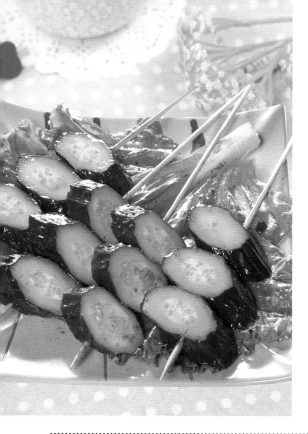

辣味烤黄瓜

材料

黄瓜300克，生菜50克

调味料

孜然粉5克，辣椒油8毫升

制作方法

❶ 黄瓜洗净，切斜片，用干净的竹签穿好；生菜取叶洗净，铺在盘底。

❷ 将黄瓜放在烤炉上烤3分钟，边烤边刷上辣椒油，最后撒上孜然粉放入盘中的生菜上。

香糯冬瓜

材料

冬瓜400克，糯米粉、面包屑各适量

调味料

千岛沙拉酱、油各适量

制作方法

❶ 冬瓜洗净，去皮去瓤后切片；糯米粉加水拌匀，给冬瓜挂糊后再沾上面包屑。

❷ 油锅烧热，放入冬瓜炸至金黄熟透，捞出控油、装盘，食用时蘸千岛沙拉酱即可。

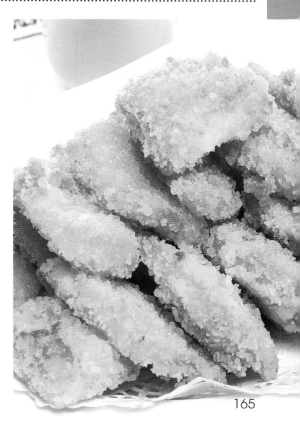

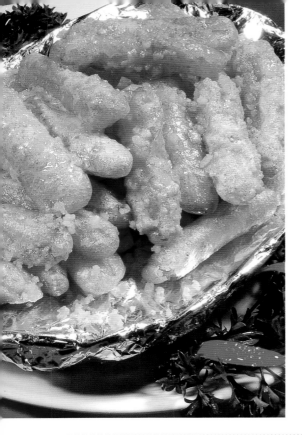

金沙南瓜

材料

南瓜400克,鸡蛋、咸蛋黄各2个

调味料

盐、油各适量

制作方法

1. 南瓜洗净,去皮、瓤,切成长方形条状;鸡蛋打散,搅打成蛋液后加盐拌匀;咸蛋黄蒸熟,捣成泥。
2. 将南瓜放入鸡蛋液中挂糊,再沾上咸蛋黄泥。
3. 油锅烧热,放入南瓜炸至金黄酥脆,捞出控油,装盘即可。

烤西葫芦

材料

西葫芦300克

调味料

椒盐2克,酱油、辣椒油各5毫升

制作方法

1. 西葫芦洗净,切片后用竹签穿好;把椒盐、酱油、辣椒油调成味汁。
2. 将西葫芦放在烤炉上烤,边烤边涂上味汁,烤熟即可。

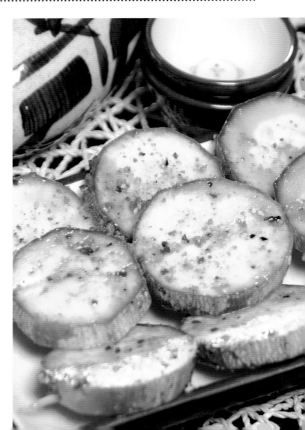

橙汁瓜排

材料

南瓜350克，糯米粉100克，椰蓉适量

调味料

橙汁、油各适量

制作方法

❶ 南瓜去皮洗净，去瓤去籽，切成长方形片状，蒸熟；糯米粉加水调成糊状。

❷ 将南瓜放入糯米糊中上浆，再裹上椰蓉。

❸ 油锅烧热，放入南瓜炸至表面金黄，捞出装盘，淋上橙汁即可。

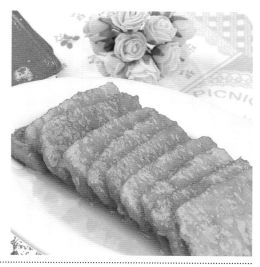

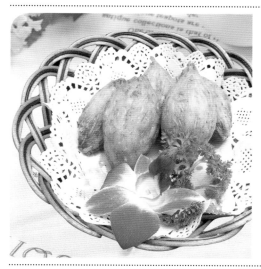

脆皮南瓜

材料

南瓜300克，糯米粉200克

调味料

盐、油各适量

制作方法

❶ 南瓜去皮、瓤、籽后，洗净，蒸熟，捣成泥状；水烧沸，加盐搅匀，冲入糯米粉中，拌匀后趁热捏成粉团，再切成剂子。

❷ 将剂子揉匀平展后包入南瓜泥，捏成橄榄状，放入烧热的油锅中炸至金黄色，即可捞出。

炸茄盒

材料

茄子350克，鸡蛋液适量，香菜20克，枸杞少许

调味料

盐3克

制作方法

❶ 茄子洗净，去蒂去皮，切块；鸡蛋液加盐搅匀；枸杞泡发洗净，放入沸水中焯熟；香菜洗净。

❷ 锅置火上，茄子裹上鸡蛋液后放入热油锅中炸至金黄色，捞出装盘。

❸ 加入香菜、枸杞摆盘即可。

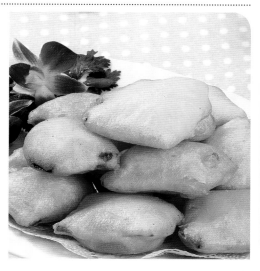

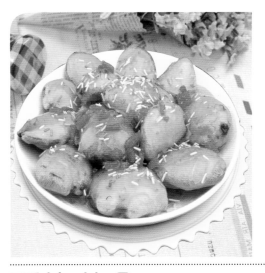

琉璃茄盒

材料

茄子500克，青、红椒各少许，糖果粒适量

调味料

椒盐3克，水淀粉、油各适量

制作方法

❶ 茄子洗净，去蒂切块；青、红椒洗净，去籽切丁。

❷ 水淀粉加入椒盐搅成糊状，放入茄子上糊，入热油锅，再将茄子下炸至金黄色。

❸ 捞出装盘，撒上青、红椒及糖果粒即可。

酥炸茄盒

材料

茄子450克，鸡蛋2个

调味料

盐3克，蒜香粉20克，油适量

制作方法

❶ 茄子洗净，去蒂、去皮，切片；鸡蛋打散，加盐搅打成蛋液；将茄子放入鸡蛋液中裹匀。

❷ 锅置火上，油烧热，下入茄子炸至表面呈金黄色，捞出装盘，食用时蘸蒜香粉即可。

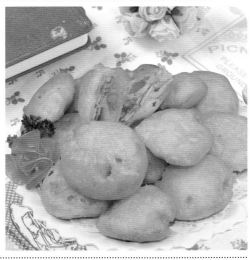

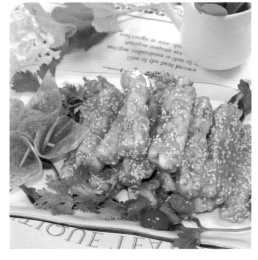

芝麻茄子

材料

茄子300克，熟芝麻适量，樱桃1个，香菜20克

调味料

盐2克，水淀粉适量，油适量

制作方法

❶ 茄子去蒂去皮，洗净，切条；樱桃洗净，对切成两半；香菜洗净，与樱桃一起摆盘。

❷ 水淀粉加盐调匀，将茄子放入其中挂糊，再裹上熟芝麻。

❸ 油锅烧热，放入茄子炸至金黄，捞出装盘。

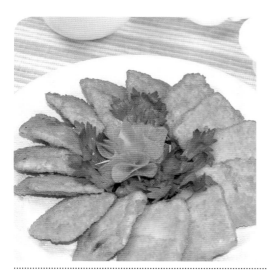

果酱茄盒

材料
茄子400克，糯米粉100克

调味料
盐、果酱、油各适量

制作方法
1. 茄子洗净，去蒂去皮，切成长方形块状；糯米粉加盐和适量清水调成糊。
2. 将茄子均匀裹上糯米糊，下入烧热的油锅中炸熟，捞出控油，装盘，食用时蘸果酱即可。

苦瓜丸子

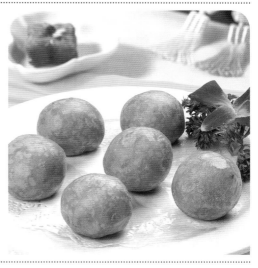

材料
苦瓜300克，鸡蛋1个，面粉适量

调味料
盐3克，蜂蜜20克，油适量

制作方法
1. 苦瓜洗净，蒸熟后切碎，加入蜂蜜拌匀；鸡蛋打散，加盐搅打成蛋液。
2. 面粉、蛋液加水调匀成面团，摘成小剂子，再将剂子揉匀，包入苦瓜碎，捏紧剂口。
3. 油锅置火上，烧至七成热，放入苦瓜丸子，炸至金黄色后捞出，控油装盘。

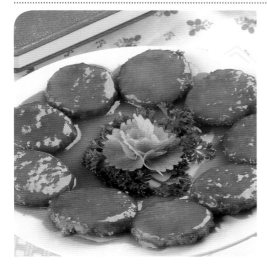

番茄鸡蛋饼

材料
番茄400克，鸡蛋2个

调味料
炸粉、番茄酱各适量

制作方法
1. 番茄去蒂洗净，切片；鸡蛋磕入碗中，搅打成蛋液。
2. 将番茄放入鸡蛋液中挂糊，然后拍上炸粉，下入热油锅中炸至金黄色，捞出装盘。
3. 另起油锅，放入番茄酱炒香，浇入盘中即可。

鹅肝酱茄子

材料

茄子300克，鸡蛋2个

调味料

鹅肝酱适量

制作方法

① 茄子洗净，去蒂去皮后切块；鸡蛋磕入碗中，搅打成蛋液。

② 将茄子放入蛋液中挂糊，然后下入热油锅中炸熟，捞出沥油盛在热铁板上。

③ 在每块茄子上均匀淋上鹅肝酱，即可食用。

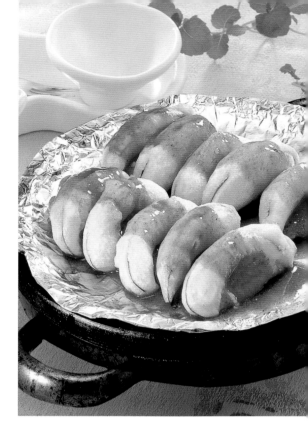

甜椒茄盒

材料

茄子500克，鸡蛋2个，葱少许

调味料

甜辣酱适量，水淀粉15克，油适量

制作方法

① 茄子去蒂去皮，洗净切条；鸡蛋磕入碗中，加水淀粉搅打成糊状；葱洗净，切末。

② 将茄子放入鸡蛋糊中上浆，下入热油锅，炸至金黄酥脆，捞出装盘。

③ 另起油锅，放入甜辣酱炒香，浇在茄子上，最后撒上葱末即可。

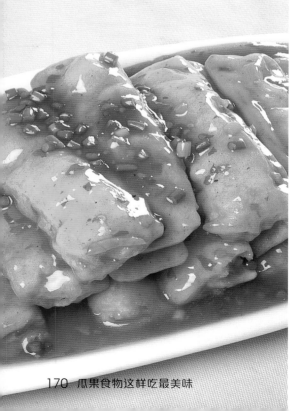

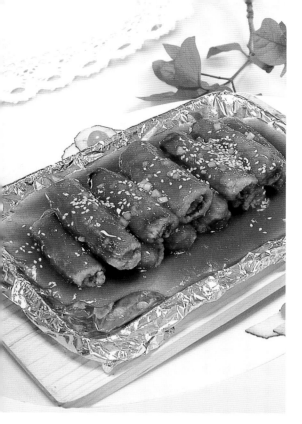

铁板烧汁茄卷

材料

茄子500克，鸡蛋2个，熟芝麻20克，葱末少许

调味料

水淀粉、烧烤汁、油各适量

制作方法

① 茄子去蒂洗净，切成大刀片；鸡蛋打散，加水淀粉调成糊状。

② 将茄子放入鸡蛋糊中上浆，卷好后下入热油锅炸熟，捞出控油，盛在铁板上。

③ 将烧烤汁均匀淋在茄子上，最后撒上葱末、熟芝麻即可。

铁板蚝油茄卷

材料

茄子500克，鸡蛋液适量，葱末少许

调味料

蚝油、油各适量，黑胡椒粉8克

制作方法

① 茄子去蒂去皮，洗净，切条后裹上鸡蛋液成茄卷。

② 锅置火上，油烧热，放入茄卷炸至表面呈金黄色，捞出盛入热铁板中。

③ 将蚝油、黑胡椒粉炒成味汁，浇在茄卷上，最后撒上葱末即可。

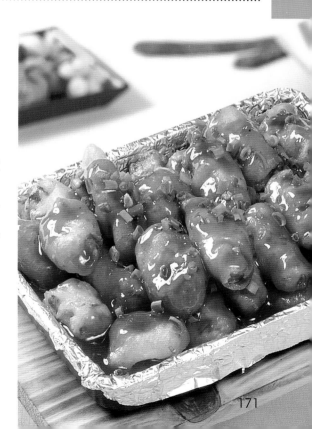

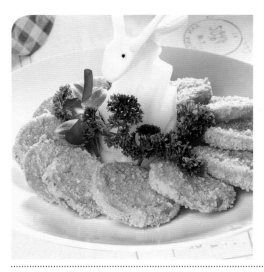

番茄饼

材料

番茄350克，面包糠50克

调味料

水淀粉、油各适量

制作方法

❶ 番茄去蒂洗净，切片后裹上水淀粉，再拍上面包糠。

❷ 油锅烧热，下入番茄炸至酥脆，捞出装盘。

烤苹果片

材料

苹果350克

调味料

椒盐、香油各适量

制作方法

❶ 苹果洗净，去皮去籽，切成薄片，用椒盐、香油涂匀。

❷ 将苹果放入烤箱中烤3分钟即可。

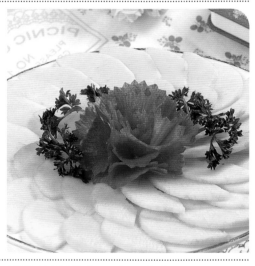

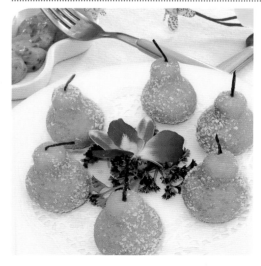

香酥脆皮梨

材料

梨6个，面粉100克，椰蓉适量

调味料

盐、油各适量

制作方法

❶ 梨去皮洗净；面粉中加盐和适量清水调成糊状；将梨放入面粉糊中上浆，再裹上椰蓉。

❷ 锅置火上，油烧热，下入梨炸至金黄酥脆，捞出沥油，即可装盘。

烧汁茄盒

材料
茄子350克，洋葱100克，鸡蛋液适量

调味料
盐3克，烧烤汁、油各适量

制作方法

❶ 茄子去蒂洗净，切块后放入鸡蛋液中上浆；洋葱洗净，切圈。

❷ 水烧沸，加盐，放入洋葱焯熟，捞出沥水，铺在盘底。

❸ 油锅烧热，下入茄子炸至金黄色，捞出沥油盛盘，浇上烧烤汁即可。

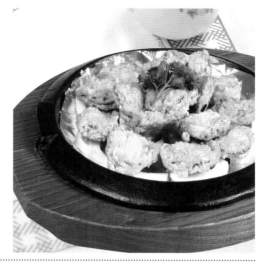

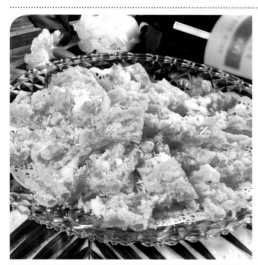

清香西瓜烙

材料
西瓜400克，椰蓉、糖果粒各适量

调味料
红糖、油各适量

制作方法

❶ 西瓜洗净，去皮去籽取瓤，切块；锅中加适量清水，放入红糖，用大火煮开，下入西瓜块裹上红糖。

❷ 起油锅，放入西瓜块炸至表面酥脆，捞出装盘，撒上椰蓉、糖果粒即可。

怪味花生

材料
花生米500克，白芝麻、黑芝麻、香菜各少许

调味料
炸粉、油适量，胡椒粉10克

制作方法

❶ 花生米去衣洗净；炸粉加胡椒粉和适量清水调匀，将花生米放入其中挂糊，再沾上白芝麻、黑芝麻；香菜洗净切段。

❷ 油锅烧热，下入花生米炸熟，捞出装盘，最后撒上香菜。

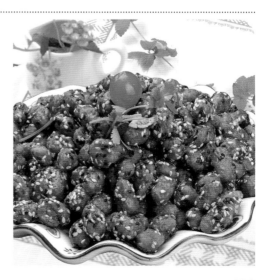

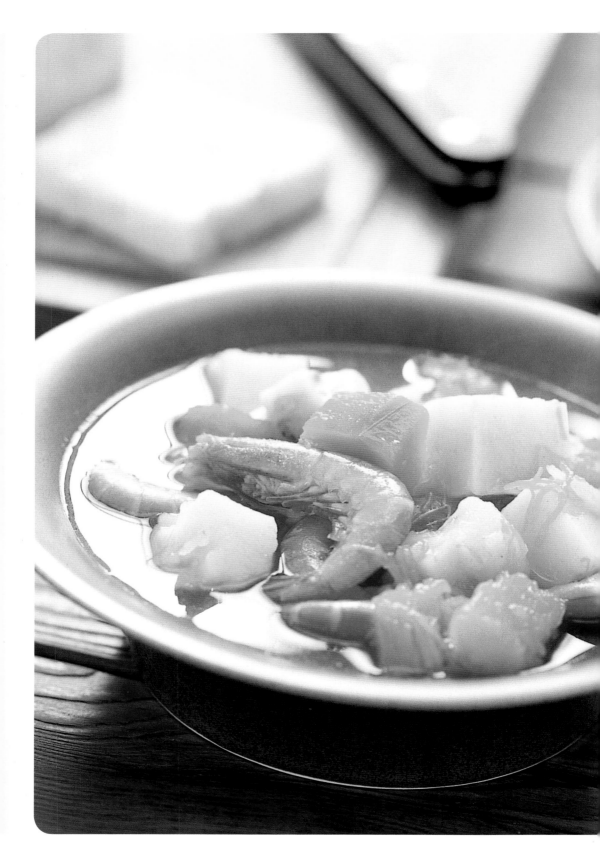

07

汤、羹

　　汤、羹是百姓餐桌上不可缺少的菜肴，四季皆有，老少咸宜。一碗精心煲炖的瓜果热汤，不仅可以让全家人享受到浓香醇厚的滋味，而且煲炖可以将瓜果丰富的营养物质充分释放出来，汤汁鲜香美味。本章将为您一一介绍多种汤羹。

三素鲜汤

材料

冬瓜200克，香菇、鲜笋各适量

调味料

盐3克，清汤适量

制作方法

❶ 冬瓜洗净，去皮去瓤，切块；香菇洗净，切片；鲜笋洗净，切斜段。

❷ 锅中倒入清汤烧沸，放入冬瓜、香菇、鲜笋煲熟，加入盐调味即可。

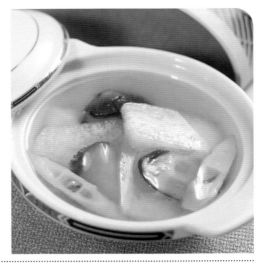

红薯叶煲冬瓜

材料

冬瓜250克，红薯叶50克，姜、葱各适量

调味料

盐3克，香油8毫升

制作方法

❶ 冬瓜洗净，去籽切块；红薯叶洗净，切小片；姜去皮洗净，切片；葱洗净，切段。

❷ 锅置火上，倒入适量清水，放入冬瓜、红薯叶、姜片一起煲熟。

❸ 加入盐、香油调匀，撒上葱段即可。

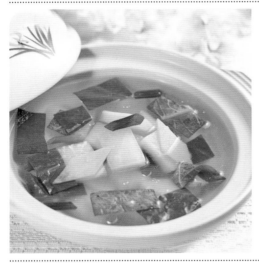

冬瓜豆腐汤

材料

冬瓜200克，豆腐100克，虾米50克

调味料

盐少许，香油3毫升，味精3克，高汤适量

制作方法

❶ 将冬瓜去皮，瓤洗净切片；虾米用温水浸泡洗净；豆腐洗净切片。

❷ 净锅上火倒入高汤，加入冬瓜、豆腐、虾米煲至熟，调入盐、味精，淋入香油即可。

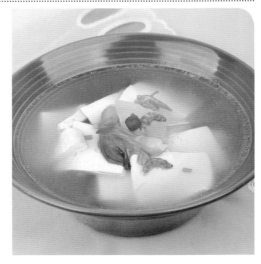

冬瓜鲜蘑排骨汤

材料

冬瓜200克，猪排骨175克，鲜蘑50克，姜片5克

调味料

清汤适量，盐4克

制作方法

❶ 将冬瓜去皮、籽，洗净切片；猪排骨洗净斩块汆水；鲜蘑洗净。

❷ 净锅上火倒入清汤，下入猪排骨、冬瓜、鲜蘑、姜片，调入盐煲至熟即可。

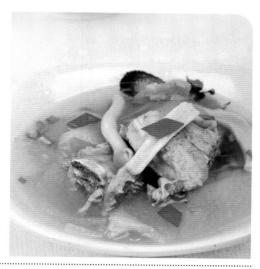

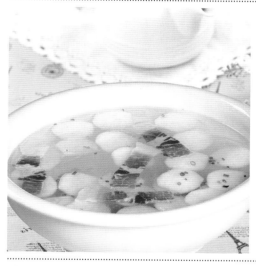

咸肉冬瓜汤

材料

咸肉200克，冬瓜350克，葱15克

调味料

盐3克，鸡精2克，香油5毫升

制作方法

❶ 冬瓜去皮，洗净，切成片；咸肉切成长薄片；葱洗净，切末。

❷ 锅加入清水、咸肉煮开后，撇去浮沫。

❸ 放入冬瓜片，煮至冬瓜软熟，加入盐、鸡精调味，撒上葱末，淋上香油起锅即可。

冬瓜汤

材料

冬瓜肉150克，冬瓜皮100克，冬瓜籽50克，老姜2片，玉米须25克

制作方法

❶ 冬瓜肉洗净切块；冬瓜皮洗净切小块；冬瓜籽洗净剁碎。

❷ 将玉米须洗净后，装入小布袋。

❸ 将放入所有材料，加水约750毫升，煮沸后小火再煮20分钟，便可滤汤取饮，冬瓜肉亦可进食。

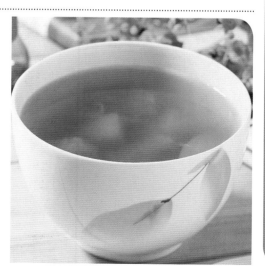

百合龙骨煲冬瓜

材料
百合100克，龙骨300克，冬瓜300克，枸杞10克，香葱2克

调味料
盐3克

制作方法
❶ 百合、枸杞分别洗净泡好；冬瓜去皮洗净，切块；龙骨洗净，剁成块；葱洗净切末。
❷ 锅中注水，下入龙骨，加盐，大火煮开。
❸ 再倒入百合、冬瓜和枸杞，转小火熬煮约2小时，至汤色变白撒入葱末即可。

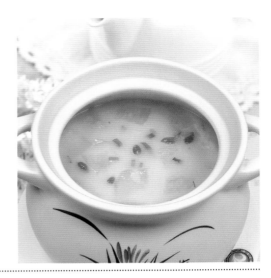

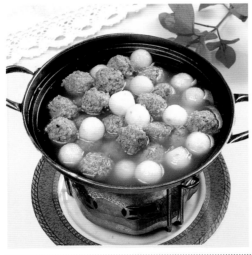

冬瓜丸子汤

材料
冬瓜150克，牛肉丸200克，姜2片

调味料
盐3克，清汤适量

制作方法
❶ 冬瓜去皮洗净，去籽去瓤后挖成球状；牛肉丸洗净，放入沸水中氽一下。
❷ 锅中倒入清汤烧开，放入牛肉丸、冬瓜、姜片煲至熟透，调入盐即可。

红豆冬瓜汤

材料
冬瓜250克，红豆100克

调味料
盐3克，味精1克

制作方法
❶冬瓜洗净，去皮，切块；红豆洗净，泡发。
❷锅中注入清水，倒入红豆煮熟。
❸ 将冬瓜块放入锅中，煮至冬瓜透明，加入盐、味精调味，出锅即可。

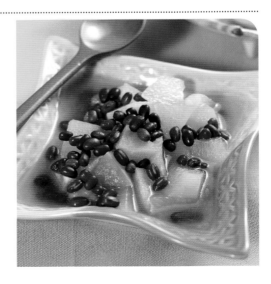

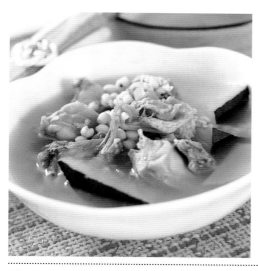

冬瓜薏米兔肉汤

材料
兔肉250克，冬瓜500克，薏米30克，生姜3片

调味料
盐5克

制作方法

❶ 将冬瓜去瓤，洗净，切块；薏米洗净提前浸泡；兔肉洗净，切块，去肥脂，用开水氽去血水。

❷ 把姜片及以上全部用料一起放入锅内，加适量清水，大火煮沸后，小火煲2小时，调入盐即可。

冬瓜鱼肉汤

材料
鲶鱼1条，冬瓜300克，葱段、姜片各4克

调味料
清汤适量，盐3克

制作方法

❶ 将鲶鱼洗净，斩成大小均匀的块；冬瓜去皮、籽洗净，切块。

❷ 净锅上火倒入清汤，调入盐、葱段、姜片，下入鲶鱼块、冬瓜煲至熟即可。

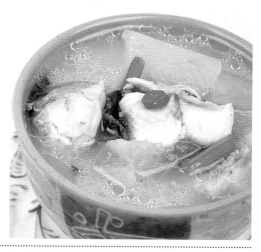

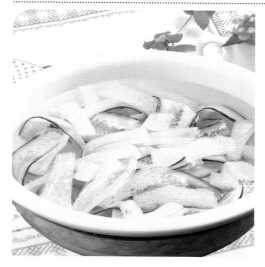

竹荪黄瓜汤

材料
黄瓜250克，干竹荪50克

调味料
盐3克，清汤适量，香油8毫升

制作方法

❶ 黄瓜洗净，切大刀片；干竹荪泡发洗净，切段。

❷ 锅置火上，倒入清汤煮开，放入黄瓜、竹荪煲熟，加入盐、香油调味即可。

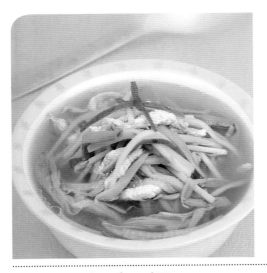

黄花菜黄瓜片汤

材料

黄花菜150克，黄瓜100克，鸡脯肉50克，葱末5克

调味料

油、盐各适量，味精3克，香油3毫升

制作方法

❶ 将黄瓜洗净切丝；黄花菜洗净；鸡脯肉洗净切丝。

❷ 净锅上火倒入油，将葱炝香，下入鸡脯肉煸炒，倒入水，调入盐、味精烧开，加入黄花菜、黄瓜，淋入香油即可。

黄瓜章鱼煲

材料

章鱼250克，黄瓜200克

调味料

高汤适量，盐3克

制作方法

❶ 将章鱼洗净切块；黄瓜洗净切块。

❷ 净锅上火倒入高汤，调入盐，下入黄瓜烧开5分钟，再下入章鱼煲至熟即可。

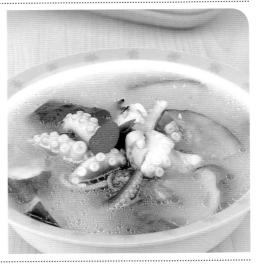

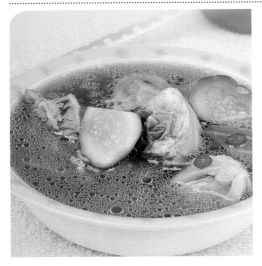

兔肉煲黄瓜

材料

兔肉300克，黄瓜125克

调味料

盐3克，酱油少许，油适量

制作方法

❶ 将兔肉洗净斩块氽水，黄瓜洗净切块。

❷ 净锅上火倒入油，烹入酱油，下入兔肉煸炒，下入黄瓜，倒入开水，调入盐煲至熟即可。

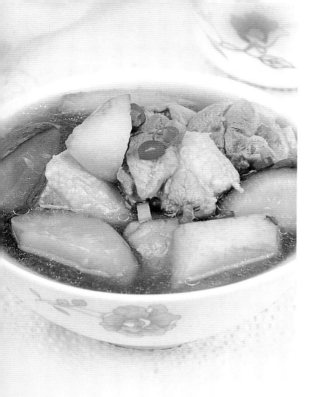

山药黄瓜煲鸭汤

材料

鸭块300克，山药150克，黄瓜50克，葱、姜各5克

调味料

花生油30毫升，盐少许，味精3克，香油3毫升

制作方法

❶ 将鸭块洗净汆水，山药、黄瓜洗净切块。

❷ 炒锅上火倒入花生油，将葱、姜爆香，下入鸭块翻炒，倒入水，加入山药、黄瓜煲至熟，调入盐、味精，淋入香油即可。

冬瓜鸭肉煲

材料

烤鸭肉300克，冬瓜200克

调味料

盐少许

制作方法

❶ 将烤鸭肉斩成块；冬瓜去皮、籽洗净切块。

❷ 净锅上火倒入水，下入烤鸭肉、冬瓜，调入盐煲至熟即可。

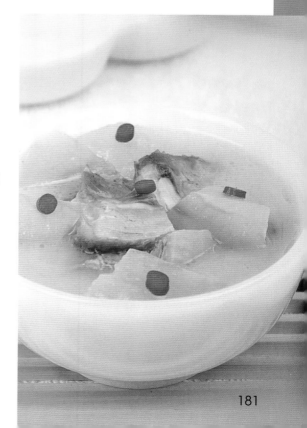

鱿鱼黄瓜鸡蛋汤

材料

鱿鱼200克，鸡蛋1个，黄瓜50克

调味料

盐5克

制作方法

① 将鱿鱼洗净切片，汆水；鸡蛋打入盛器搅匀；黄瓜洗净切片。

② 净锅上火倒入水，下入鱿鱼片、黄瓜烧开，倒入鸡蛋，调入盐煮至熟即可。

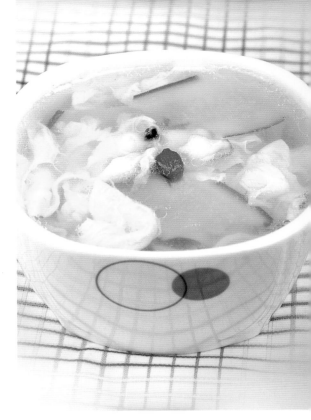

红豆黄瓜猪肉煲

材料

猪肉300克，黄瓜100克，红豆50克，陈皮3克，葱5克

调味料

盐6克，高汤、油各适量

制作方法

① 将猪肉切块、洗净、焯水；黄瓜洗净改滚刀块；红豆提前泡发；陈皮洗净。

② 净锅上火倒入油，将葱炝香，下入猪肉略煸，加入高汤、黄瓜、红豆、陈皮，调入盐，小火煲至熟即可。

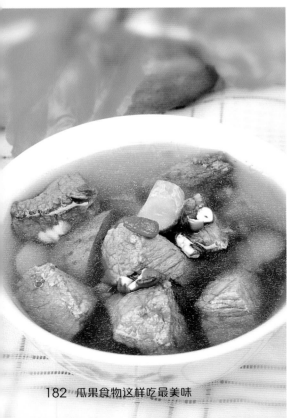

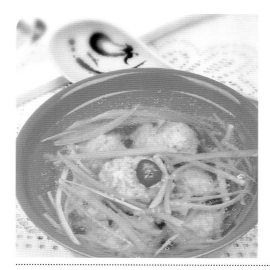

黄瓜猪丸汤

材料

猪肉丸175克，黄瓜50克

调味料

清汤适量，盐2克

制作方法

❶ 将猪肉丸稍洗；黄瓜洗净，切丝。

❷ 净锅上火倒入清汤，下入猪肉丸、黄瓜烧开至熟，调入盐即可。

苦瓜菊花猪瘦肉汤

材料

猪瘦肉400克，苦瓜200克，菊花20克

调味料

盐、鸡精各5克

制作方法

❶ 猪瘦肉洗净，切块，氽水；苦瓜去瓤，洗净，切片；菊花洗净，用水浸泡。

❷ 锅中注水，烧沸，放入瘦肉、苦瓜、菊花慢炖1.5小时后，加入盐和鸡精调味，出锅装入炖盅即可。

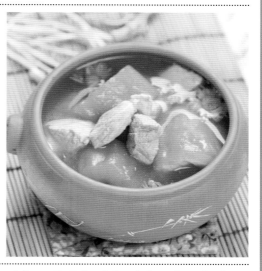

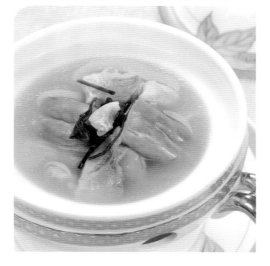

苦瓜败酱草瘦肉汤

材料

瘦肉400克，苦瓜200克，败酱草100克

调味料

盐、鸡精各5克

制作方法

❶ 瘦肉洗净，切块，氽去血水；苦瓜去瓤，洗净，切片；败酱草洗净，切段。

❷ 锅中注水，烧沸，放入瘦肉、苦瓜慢炖。

❸ 1小时后放入败酱草再炖30分钟，加入盐和鸡精调味即可。

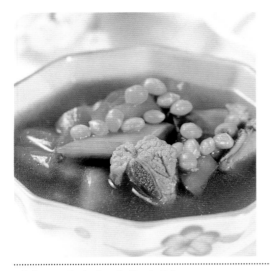

苦瓜黄豆煲排骨

材料
排骨300克，黄豆200克，苦瓜100克

调味料
盐5克，味精3克，高汤、油适量，料酒少许

制作方法
❶ 排骨洗净，剁成段；苦瓜洗净，去瓤，切段；黄豆泡发。
❷ 锅中加水烧沸，下入排骨焯去血水后，捞出。
❸ 锅上火，加油烧热，下入排骨爆香后，加入苦瓜段、高汤、料酒，倒入黄豆，炖煮45分钟，调入盐、味精即可。

苦瓜炖蛤蜊

材料
苦瓜1根，蛤蜊250克，姜、蒜各10克

调味料
盐3克

制作方法
❶ 苦瓜洗净，剖开去瓤，切成长条；姜、蒜切片。
❷ 锅中加水烧开，下入蛤蜊煮至开壳后，捞出，冲凉水洗净。
❸ 再将蛤蜊、苦瓜、姜片、蒜片放入煲锅内加适量清水，以大火炖30分钟至熟后，加入盐即可。

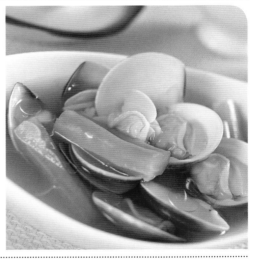

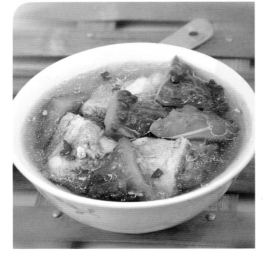

排骨苦瓜煲陈皮

材料
苦瓜200克，排骨175克，陈皮5克，葱、姜各2克

调味料
盐6克，胡椒粉5克，油适量

制作方法
❶ 将苦瓜洗净去瓤切块；排骨洗干净斩块焯水；葱切段；姜切片；陈皮洗净。
❷ 净锅上火倒入油，下入排骨煸炒，再下入苦瓜同炒几下，倒入开水烧开，放入陈皮，调入胡椒粉，放葱、姜片煲至排骨熟烂即可。

苦瓜牛蛙汤

材料

苦瓜200克，牛蛙175克，姜片3克

调味料

清汤适量，盐6克

制作方法

❶ 将苦瓜去籽洗净切厚片，用盐水稍泡；牛蛙洗净斩块，汆水。

❷ 净锅上火倒入清汤，调入盐、姜片烧开，下入牛蛙、苦瓜煲至熟即可。

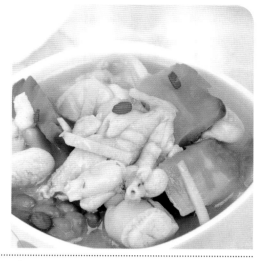

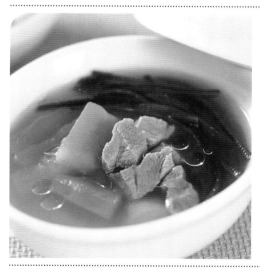

苦瓜海带瘦肉汤

材料

苦瓜500克，海带丝100克，瘦肉250克

调味料

盐3克，味精2克

制作方法

❶ 将苦瓜切成两半，挖去核，切块。

❷ 海带丝浸泡1小时，洗净；瘦肉切成小块。

❸ 把以上用料放入砂锅中，加适量清水，煲至瘦肉烂熟，再调入盐、味精即可。

苦瓜排骨汤

材料

排骨250克，苦瓜100克，葱、姜、香菜各3克

调味料

油20毫升，盐适量，味精3克

制作方法

❶ 将排骨洗净、斩块、汆水；苦瓜去籽切块。

❷ 炒锅上火倒入油，将葱、姜炝香，倒入水，下入排骨、苦瓜，调入盐、味精，煲至成熟，撒入香菜即可。

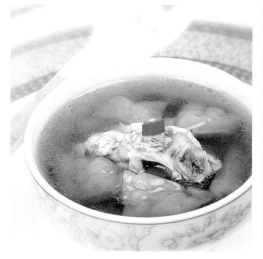

火腿苦瓜汤

材料

苦瓜500克，火腿75克

调味料

清汤、盐、胡椒粉、味精各适量

制作方法

1. 先把苦瓜去瓤，洗净，切片；火腿切成丝。
2. 烧开水，将苦瓜焯熟，放入有盐的凉清汤内浸泡半小时。
3. 烧开余下的清汤，加入火腿、盐、胡椒粉、味精烧开，把苦瓜捞出，放在汤碗中，加入烧开的清汤即可。

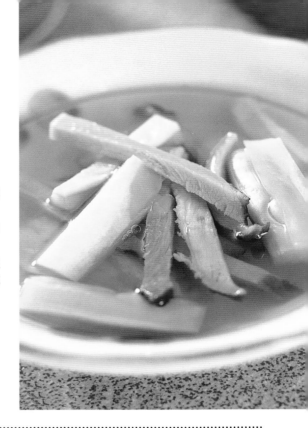

苦瓜蜜橘煲鸡块

材料

苦瓜150克，蜜橘75克，三黄鸡50克，葱4克

调味料

盐3克，味精3克，香油5毫升，油适量

制作方法

1. 苦瓜去籽，洗净切块；蜜橘去皮洗净剥瓣；三黄鸡洗净斩块；葱切末。
2. 净锅上火倒入水，下入鸡块汆水，捞起。
3. 净锅上火倒入油，下入鸡块煸炒，再下入苦瓜、蜜橘同炒几下，倒入水烧开，调入盐、味精煲至熟，淋入香油，最后撒入葱末即可。

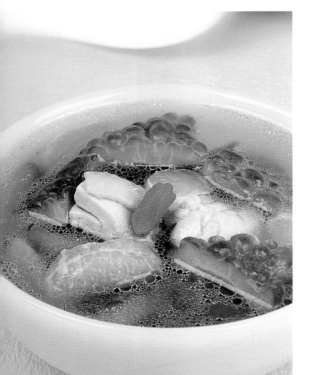

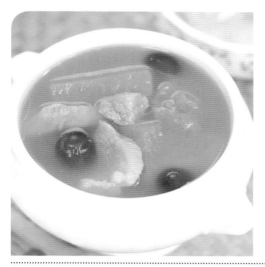

南瓜猪腱汤

材料

南瓜100克，猪腱肉180克，姜、红枣各适量

调味料

盐、高汤、鸡精各适量

制作方法

❶ 南瓜去皮，去籽，洗净，切成方块；猪腱肉洗净切成块；红枣洗净；姜去皮洗净切片。

❷ 锅中注水烧开，入猪腱肉，汆水后捞出。

❸ 起砂煲，将南瓜、猪腱肉、姜片、红枣放入煲内，注入高汤，小火煲煮1.5小时后调入盐、鸡精调味即可。

南瓜煮萝卜糕

材料

南瓜、萝卜糕各300克，鲜虾200克

调味料

盐5克

制作方法

❶ 南瓜去皮，去籽，洗净切块；萝卜糕切块（和南瓜块一般大小）；鲜虾剪去须足，自背部以牙签挑去肠泥，洗净。

❷ 将南瓜和萝卜糕下入煮锅，加水盖过材料，以大火煮开转小火煮至南瓜将熟。

❸ 加入虾，续煮至虾壳完全转红，加盐调味。

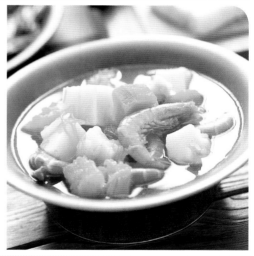

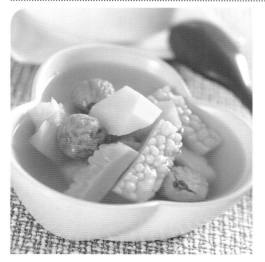

土豆苦瓜汤

材料

土豆150克，苦瓜100克，无花果100克

调味料

盐5克，味精2克

制作方法

❶ 将土豆、苦瓜、无花果洗净；苦瓜去籽，切条状；土豆去皮，切块。

❷ 锅中入1500毫升水煮沸，将无花果、苦瓜、土豆一同放入锅内，用中火煮45分钟。

❸ 待熟后，调入盐、味精即可食用。

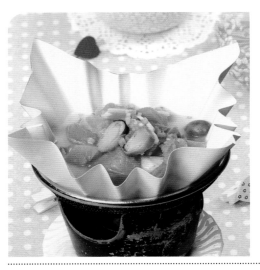

香芋南瓜草菇汤

材料
南瓜、香芋各150克，草菇100克，姜丝、葱末各适量

调味料
盐3克，油适量

制作方法

❶ 南瓜、香芋均去皮洗净，切小块；草菇洗净，对切成两半。

❷ 起油锅，下南瓜、香芋、草菇略炒，加入清水，以大火煮开后再改小火煲熟。

❸ 加入盐调味，撒上姜丝、葱末即可。

香芋南瓜浓汤

材料
香芋、南瓜各100克，薏米50克

调味料
盐3克，椰奶适量

制作方法

❶ 香芋、南瓜均去皮洗净，切小块；薏米洗净泡好，放入果汁机打成泥。

❷ 锅中倒入椰奶烧开，放入香芋、南瓜、薏米泥煲至熟烂。

❸ 待煮成浓汤状后加入盐调匀即可。

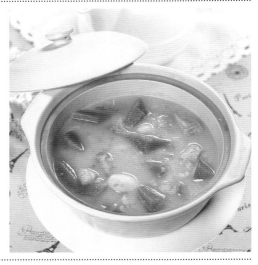

芡实香芋煲南瓜

材料
香芋、南瓜各150克，芡实50克

调味料
盐3克，奶精球1个

制作方法

❶ 香芋去皮洗净，切块；南瓜去皮去瓤，洗净，切块；芡实洗净提前泡发。

❷ 将香芋、南瓜、芡实放入煮锅中，加水盖过所有材料，煮沸，加入奶精球煮至溶化。

❸ 煲至材料软烂、汤汁呈乳白色，加入盐调匀即可。

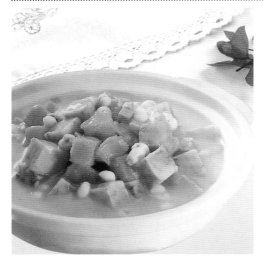

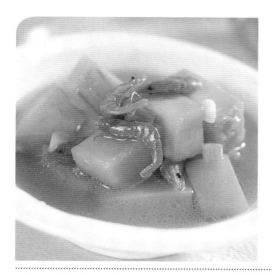

南瓜虾皮汤

材料

南瓜400克，虾皮20克，葱末适量

调味料

油、盐、汤各适量

制作方法

❶ 南瓜洗净切块。

❷ 入油爆锅后，放入南瓜块稍炒，加盐、虾皮，再炒片刻。

❸ 添水煮成汤，撒入葱末即可吃瓜喝汤。

南瓜排骨汤

材料

南瓜250克，排骨150克，葱段3克

调味料

盐5克

制作方法

❶ 将南瓜洗净去皮、籽，切块；排骨洗净斩块焯水。

❷ 汤锅上火倒入水，调入盐、葱段，下入南瓜、排骨煲至熟即可。

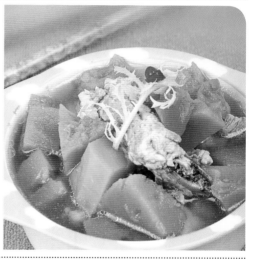

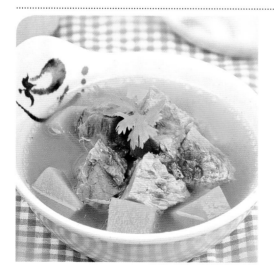

南瓜牛肉汤

材料

南瓜200克，酱牛肉125克

调味料

盐3克

制作方法

❶ 将南瓜去皮、籽，洗净切块，酱牛肉切块。

❷ 净锅上火倒入水，调入盐烧开，下入南瓜、酱牛肉煲至熟即可。

南瓜红枣煲猪排

材料

猪排骨200克，南瓜100克，红枣4颗

调味料

盐3克

制作方法

❶ 猪排骨洗净，斩件；南瓜去瓤，切块；红枣去核，洗净。

❷ 砂锅入水烧开，下猪排骨汆去血渍，倒出洗净。

❸ 将红枣、南瓜、猪排骨放入砂锅，注入清水，用大火煲沸，改小火煲2.5小时，加盐调味即可。

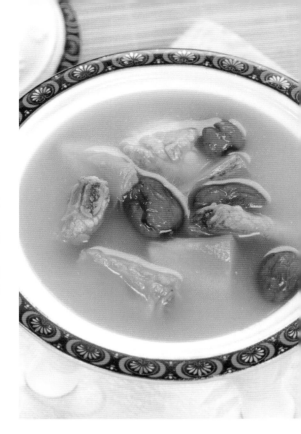

苦瓜鸭肝煲

材料

鸭肝200克，苦瓜50克，火腿10克

调味料

高汤、酱油各适量

制作方法

❶ 将鸭肝洗净切块汆水；苦瓜洗净切块；火腿切块。

❷ 净锅上火倒入高汤，调入酱油，下入鸭肝、苦瓜、火腿，煲至熟即可。

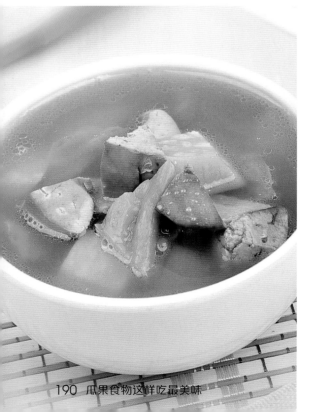

南瓜兔肉汤

材料

兔肉200克，南瓜100克，冬笋50克，葱5克

调味料

盐少许，味精3克，酱油6毫升，油适量

制作方法

❶ 将兔肉洗净切块；南瓜去皮，去籽，洗净切块；冬笋切片。

❷ 净锅上火倒入油，将葱爆香，加入兔肉倒入水，南瓜、冬笋，调入盐、味精、酱油煮至熟即可。

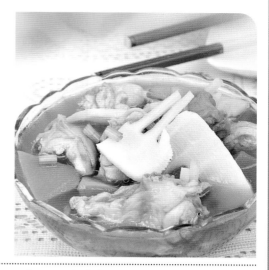

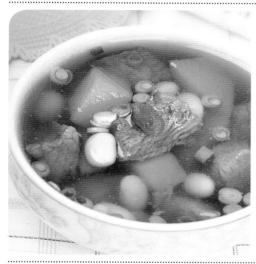

南瓜黄豆牛腩煲

材料

牛腩200克，南瓜100克，黄豆85克

调味料

盐少许，味精3克，酱油3毫升

制作方法

❶ 将牛腩洗净切小块汆水；南瓜去皮、洗净切小块；黄豆洗净泡发。

❷ 净锅上火倒入水，下入牛腩、南瓜、黄豆，调入盐、味精、酱油，煲至熟即可。

南瓜煲带鱼

材料

带鱼400克，南瓜175克，葱段、姜片各3克

调味料

花生油10毫升，盐少许

制作方法

❶ 将带鱼洗净斩段，用盐、葱、姜腌制；南瓜去皮、籽洗净，切块。

❷ 净锅上火倒入花生油，将葱、姜爆香，下入带鱼煎一下，倒入水，调入盐，下入南瓜煲至熟即可。

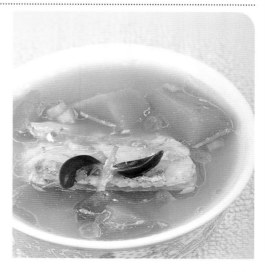

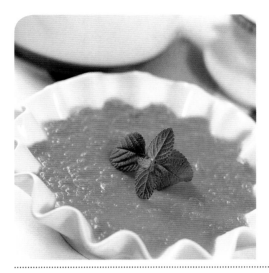

南瓜羹

材料

南瓜150克，奶油适量

调味料

盐2克

制作方法

❶ 南瓜去皮洗净，切块后放入果汁机打成南瓜泥。

❷ 锅烧热，放入奶油烧溶，加入南瓜泥煮沸并化成浓汤状，加入盐调味即可。

百合老南瓜汤

材料

老南瓜150克，红枣50克，豌豆、百合、枸杞各少许

调味料

盐少许，冰糖3克

制作方法

❶ 老南瓜去皮，去籽洗净，切小块；百合、豌豆、枸杞泡发洗净。

❷ 净锅上火倒入水，放入老南瓜、豌豆、枸杞、百合、红枣煲熟。

❸ 加入冰糖煮溶，调匀即可。

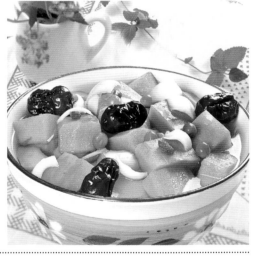

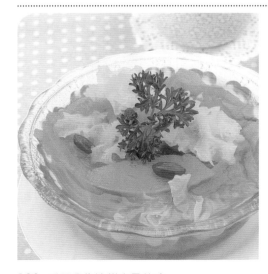

冰糖银耳南瓜

材料

南瓜200克，银耳50克，枸杞少许

调味料

冰糖适量

制作方法

❶ 南瓜去皮洗净，切片；银耳泡发洗净，撕成小片；枸杞泡发洗净。

❷ 将备好的材料放入煲中，添水煲熟，加入冰糖烧溶。

❸ 待凉，放入冰箱冷藏片刻，即可食用。

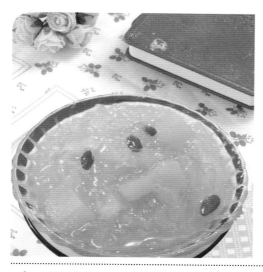

银耳南瓜甜汤

材料
南瓜150克，银耳、枸杞各适量

调味料
冰糖适量

制作方法
❶ 南瓜去皮洗净，切小块；银耳、枸杞分别泡发洗净；银耳撕成小片。
❷ 净锅入水，放入南瓜、银耳、枸杞，以中火煮沸后，转小火慢慢煲熟，加入冰糖调味即可。

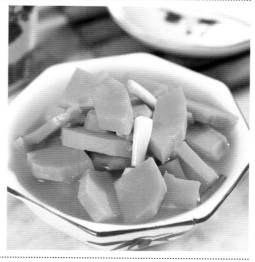

南瓜汤

材料
南瓜300克，葱20克

调味料
盐3克，油适量

制作方法
❶ 南瓜去皮洗净，切厚片；葱洗净，切段。
❷ 热油下锅，放入葱段爆香，下南瓜稍炒，加适量清水煮成汤，煲熟后调入盐即可。

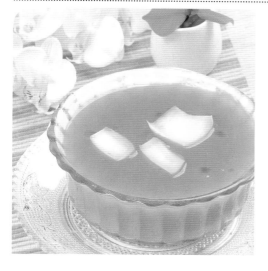

南瓜芦荟炖百合

材料
南瓜150克，芦荟、百合各适量，枸杞20克

调味料
冰糖适量

制作方法
❶ 南瓜去皮洗净，放入果汁机中打成南瓜泥；芦荟去皮洗净，切条；百合、枸杞泡发洗净。
❷ 将南瓜泥倒入炖盅内，加水、芦荟、百合、枸杞，隔水炖1小时。
❸ 加入冰糖调味，即可食用。

茶树菇丝瓜肉片汤

材料

猪瘦肉100克，丝瓜50克，茶树菇75克，葱、姜各5克

调味料

花生油30毫升，盐5克，香油6毫升，味精3克

制作方法

① 将猪瘦肉洗净、切片；丝瓜洗净、切片；茶树菇择洗净。

② 净锅上火倒入花生油，将葱、姜炝香，下入肉片煸炒，再下入丝瓜、茶树菇同炒，倒入水，调入盐、味精煮至熟，淋入香油即可。

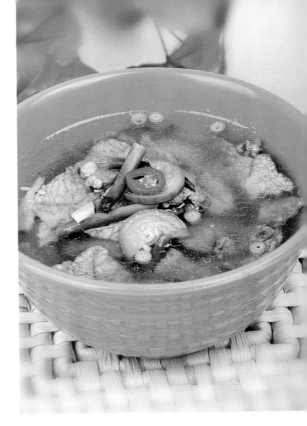

腊肠煲丝瓜

材料

腊肠200克，丝瓜125克

调味料

高汤适量，盐少许

制作方法

① 将腊肠洗净切块，丝瓜洗净去皮切块。

② 净锅上火倒入高汤，下入腊肠、丝瓜烧开，调入盐煲至熟即可。

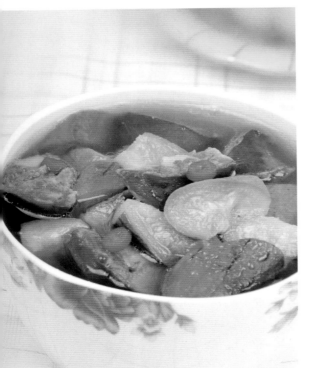

丝瓜鸡片汤

材料

丝瓜150克，鸡脯肉200克，生姜2克

调味料

盐3克，味精2克，淀粉适量

制作方法

❶ 丝瓜去皮，切成块；鸡脯肉切成小片。

❷ 再将鸡脯片用淀粉、盐腌制入味。

❸ 锅中加水烧沸，下入姜块、鸡片、丝瓜煮6分钟，待熟后调入盐、味精即可。

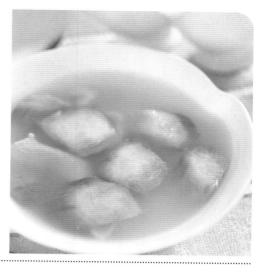

丝瓜咸蛋汤

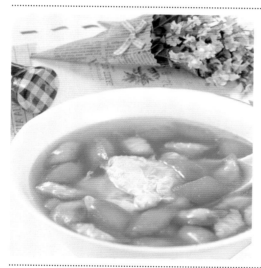

材料

丝瓜150克，瘦肉60克，咸蛋2个，姜6克

调味料

盐2克，味精2克

制作方法

❶ 丝瓜去皮洗净，切成菱形片；瘦肉洗净切成片；姜去皮切片；咸蛋打散。

❷ 锅中加水烧开，下入肉片焯水后捞出。

❸ 再将丝瓜、瘦肉片、姜片加清水煮开后，加入咸蛋，调入盐、味精煮5分钟即可。

丝瓜鸡蛋汤

材料

丝瓜150克，鸡蛋1个

调味料

盐少许，味精3克，香油3毫升，高汤适量

制作方法

❶ 将丝瓜洗净切丝，鸡蛋打入碗中搅匀。

❷ 炒锅上火倒入高汤，下入丝瓜烧沸，调入盐、味精，下入鸡蛋，淋入香油即可。

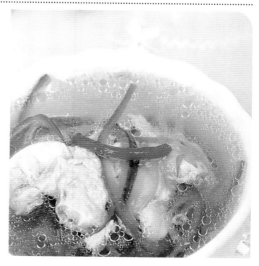

鲜菇丝瓜蛋花汤

材料

丝瓜125克，鲜蘑菇50克，鸡蛋1个，葱末3克

调味料

盐4克，胡椒粉2克，油适量

制作方法

❶ 将丝瓜去皮，洗净切片；鲜蘑菇洗净切片；鸡蛋搅匀。

❷ 净锅上火倒入油，下入葱末煸香，下入丝瓜、鲜蘑菇同炒，倒入水，调入盐，再淋入蛋液煲至熟，调入胡椒粉搅匀即可。

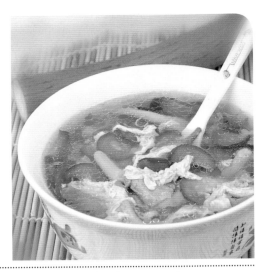

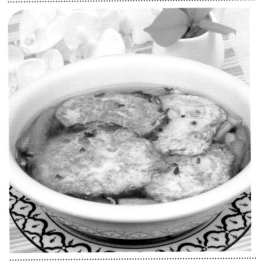

丝瓜荷包蛋汤

材料

丝瓜120克，鸡蛋4个，红椒10克

调味料

盐3克，生抽10毫升，油适量

制作方法

❶ 红椒洗净，切成丁；丝瓜洗净，切成长条。

❷ 煎锅加油烧热，放入鸡蛋煎成荷包蛋，盛出。

❸ 锅内留油，下丝瓜、红椒炒熟，放入煎好的鸡蛋、清水，盖上盖煮3分钟，加盐、生抽调味，盛入碗中即可。

木瓜排骨汤

材料

木瓜300克，排骨600克，姜片5克

调味料

盐5克，味精3克

制作方法

❶ 将木瓜削皮去子，洗净切块；排骨洗净汆水，斩件。

❷ 木瓜、排骨同放入锅里，加清水适量，放入姜片用大火煮沸后，改用小火煲2个小时。

❸ 待熟后，调入盐、味精即可。

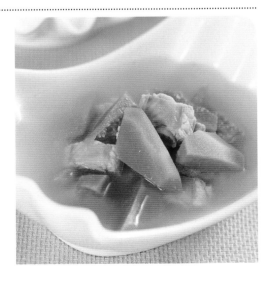

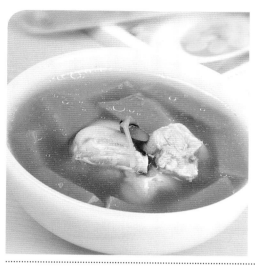

木瓜猪蹄汤

材料
猪蹄1个，木瓜175克

调味料
盐5克

制作方法
❶ 猪蹄洗净、斩块、汆水；木瓜洗净、切块。
❷ 净锅上火倒入水，调入盐，下入猪蹄煲至快熟时，再下入木瓜煲至成熟即可。

木瓜番茄鸡块汤

材料
肉鸡200克，番茄1个，木瓜50克

调味料
盐3克，白糖2克

制作方法
❶ 将肉鸡洗净斩块汆水；番茄洗净切块；木瓜洗净去皮、籽切块。
❷ 汤锅上火倒入水，下入肉鸡、番茄、木瓜，调入盐、白糖煮至鸡肉熟烂即可。

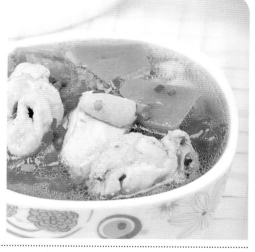

香菇鸡块木瓜煲

材料
肉鸡210克，香菇50克，木瓜45克

调味料
盐5克，白糖少许

制作方法
❶ 将肉鸡洗净斩块汆水；香菇、木瓜洗净均切块。
❷ 净锅上火倒入水，下入鸡块、香菇、木瓜烧开，调入盐、白糖煲至成熟即可。

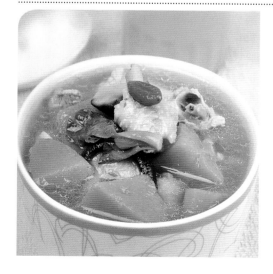

干黄花鱼煲木瓜

材料
干黄花鱼2条，木瓜100克，香菜段2克

调味料
盐少许

制作方法
1. 将干黄花鱼洗净浸泡；木瓜洗净，去皮、籽，切方块。
2. 净锅上火倒入水，调入盐，下入黄花鱼、木瓜煲至熟，撒入香菜段即可。

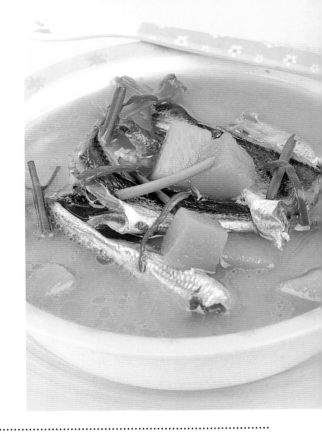

冬瓜粉丝牛蛙汤

材料
冬瓜450克，粉丝50克，牛蛙200克，姜丝5克

调味料
淀粉3克，白糖5克，味精1克，盐5克

制作方法
1. 冬瓜去皮，切成块状；粉丝洗净泡发。
2. 牛蛙洗净，斩件，用姜丝、淀粉、白糖、盐、味精调味，腌30分钟。
3. 将清水煮沸后放入粉丝、冬瓜，滚至冬瓜熟后，放入牛蛙，小火将牛蛙滚熟，加盐调味即成。

青木瓜鱼片汤

材料

鱼肉片80克，青木瓜60克，葱5克，姜片2克

调味料

米酒2毫升

制作方法

❶ 鱼肉片洗净；葱洗净，切段。

❷ 青木瓜削皮，去籽，洗净，切块放入锅中，加水盖满材料，以大火煮沸，转小火续煮20分钟，再加入米酒。

❸ 放入鱼肉片、葱、姜片煮熟即可食用。

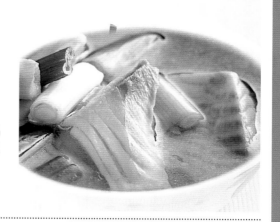

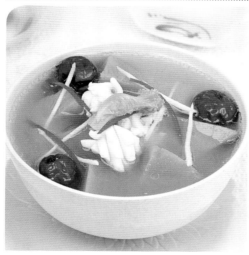

红枣木瓜墨鱼汤

材料

木瓜200克，墨鱼125克，红枣3颗，姜丝2克

调味料

盐4克

制作方法

❶ 将木瓜洗净，去皮、籽，切块；墨鱼洗净，切块氽水；红枣洗净去核。

❷ 净锅上火倒入水，调入盐、姜丝，下入木瓜、墨鱼、红枣煲至熟即可。

生姜炖香瓜

材料

生姜5克，香瓜100克

调味料

米醋少许，盐适量

制作方法

❶ 香瓜去皮、去籽，洗净，切块；生姜去皮，洗净，切片；香瓜、姜片一同放入砂锅中。

❷ 加米醋和水，用小火炖至香瓜熟，用盐调味即可。

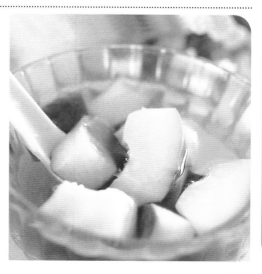

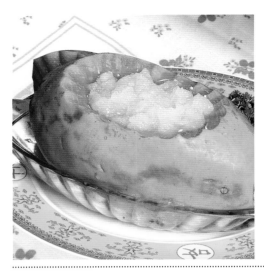

木瓜炖雪蛤

材料

木瓜1个，雪蛤200克

调味料

冰糖适量

制作方法

❶ 木瓜洗净，掏空；雪蛤自腹部剪开，去除卵巢部分，弃杂质，泡发。

❷ 锅中加水烧开，放入雪蛤煮熟。

❸ 放入冰糖煮1分钟，倒入木瓜盅内即可。

木瓜鱼尾汤

材料

鲢鱼尾200克，木瓜45克

调味料

盐适量

制作方法

❶ 将鲢鱼尾洗净，切成块；木瓜去皮洗净，切块。

❷ 净锅上火倒入水，下入鱼块、木瓜煮至熟，调入盐即可。

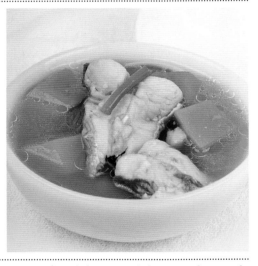

豆腐茄子苦瓜煲鸡

材料

豆腐100克，茄子75克，苦瓜45克，鸡脯肉30克

调味料

盐3克，高汤适量

制作方法

❶ 将豆腐洗净切块；茄子、苦瓜分别去皮洗净切块；鸡脯肉洗净切小块。

❷ 炒锅上火，倒入高汤，下入豆腐、茄子、苦瓜、鸡脯肉，调入盐煲至熟即可。

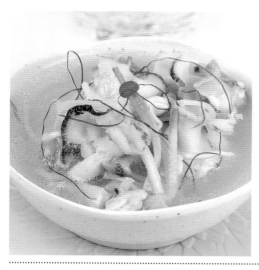

螺肉煲黄瓜

材料

海螺2个，黄瓜100克，玉米须30克，葱段、姜片各3克

调味料

花生油10毫升，鸡精3克，香油2毫升，盐少许

制作方法

❶ 将海螺去壳洗净切成大片，玉米须洗净，黄瓜洗净切丝。

❷ 炒锅上火倒入花生油，将葱、姜炝香，倒入水，下入黄瓜、玉米须、螺肉片，调入盐、鸡精烧沸，淋入香油即可。

茄子煲豆腐

材料

豆腐200克，茄子100克，香菜2克

调味料

盐少许，味精3克，高汤适量

制作方法

❶ 将豆腐洗净切条；茄子洗净撕成条；香菜切末。

❷ 净锅上火倒入高汤，下入茄子、豆腐，调入盐、味精，煲至熟，撒入香菜即可。

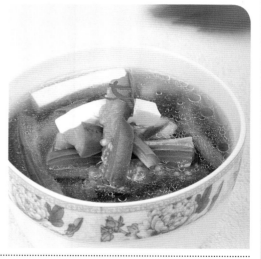

鲶鱼煲茄子

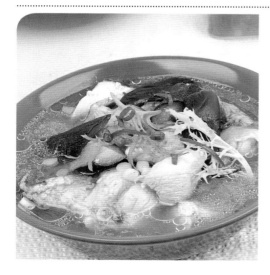

材料

鲶鱼250克，紫茄子200克，鸡胸肉30克，葱段、姜片各2克

调味料

花生油10毫升，盐少许，酱油3毫升，白糖2克

制作方法

❶ 将鲶鱼洗净，斩块，汆水；紫茄子洗净切块；鸡胸肉洗净切块。

❷ 净锅上火倒入花生油，将葱、姜爆香，下入鸡胸肉煸炒，烹入酱油，下入鲶鱼、茄子翻炒，倒入水，调入盐、白糖煲至熟即可。

番茄山药汤

材料

番茄200克，山药100克，水发木耳50克，葱2克

调味料

花生油20毫升，盐适量，味精3克，香油2克

制作方法

❶ 将番茄洗净切片；山药洗净切小块；木耳撕小块。

❷ 净锅上火倒入花生油，将葱炝香，下入番茄煸炒，倒入水烧沸，下入山药、木耳煲熟，调入盐、味精，淋入香油即可。

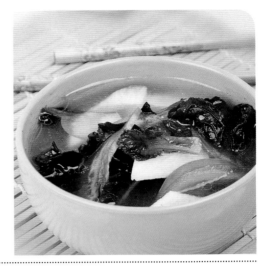

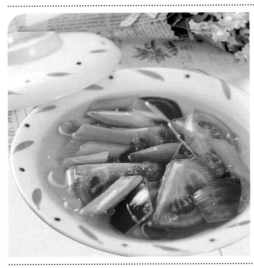

番茄洋葱汤

材料

番茄150克，洋葱、芹菜、胡萝卜各适量

调味料

盐3克，香油8毫升

制作方法

❶ 番茄洗净，切成瓣状；洋葱洗净，切块；芹菜取梗洗净，切斜段；胡萝卜洗净，切片。

❷ 起油锅，下番茄、洋葱、芹菜、胡萝卜略炒。

❸ 加适量清水煲至熟，调入盐、香油即可。

番茄丝瓜蛋汤

材料

鸡蛋2个，丝瓜100克，番茄100克

调味料

盐3克，香油、油各少许

制作方法

❶ 将鸡蛋打散，加少许盐搅匀；丝瓜去皮，切成薄片；番茄洗净，切块。

❷ 锅中加油烧热，下入丝瓜、番茄翻炒均匀，再加入适量水烧开。

❸ 最后淋入蛋液，待蛋液凝固，加盐调味，再淋上香油即可。

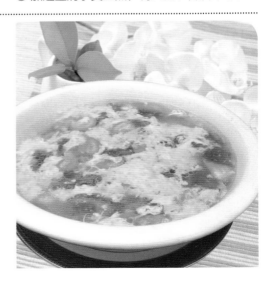

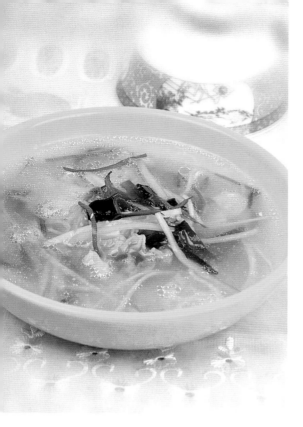

黄瓜双耳汤

材料

黄瓜120克，水发黑木耳、银耳各25克，葱、姜末各1克

调味料

花生油20毫升，盐5克，香油3毫升

制作方法

❶ 将黄瓜洗净切丝；水发黑木耳、银耳均洗净切丝。

❷ 净锅上火倒入花生油，将葱、姜爆香，下入黄瓜、水发黑木耳、银耳稍炒，倒入水，调入盐煲至熟，淋入香油即可。

双耳桂圆蘑菇汤

材料

水发黑木耳、银耳各12克，蘑菇10克，桂圆肉8克

调味料

盐5克，白糖2克

制作方法

❶ 将水发黑木耳、银耳洗净撕成小朵；蘑菇洗净撕成小块；桂圆肉泡至回软。

❷ 汤锅上火倒入水，下入水发黑木耳、银耳、蘑菇、桂圆肉，调入盐、白糖煲至熟即可。

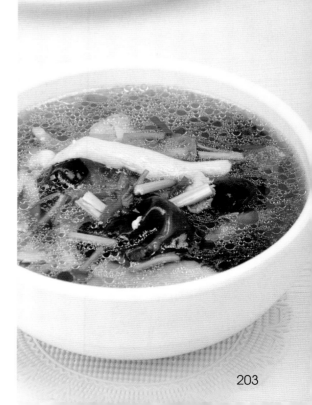

番茄豆芽汤

材料

番茄半个，黄豆芽20克

调味料

盐少许

制作方法

❶ 将番茄洗净，切块状。

❷ 黄豆芽洗净。

❸ 待锅内水开后，先加入番茄熬煮，再加入黄豆芽煮至熟，调入盐即可。

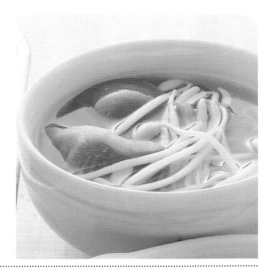

番茄豆芽排骨汤

材料

番茄1个，黄豆芽300克，排骨600克

调味料

盐3克

制作方法

❶ 番茄洗净切块；黄豆芽掐去根须，洗净。

❷ 排骨洗净，切块，入滚水中氽烫，捞起。

❸ 将番茄、黄豆芽、排骨下入锅中，加2000毫升水，以大火煮沸，转小火慢炖30分钟，待肉熟烂，汤汁呈淡橙色，加盐调味即可。

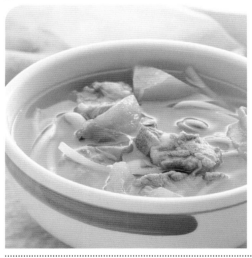

番茄土豆肉片汤

材料

土豆120克，番茄1个，猪瘦肉70克，葱末3克

调味料

黄豆油25毫升，盐5克

制作方法

❶ 将土豆去皮洗净切片；番茄洗净切片；猪瘦肉洗净切片。

❷ 净锅上火倒入黄豆油，将葱末炝香，下入肉片煸炒片刻，再下入土豆、番茄一起炒，倒入开水，调入盐煮至熟即可。

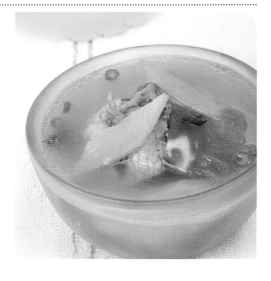

丝瓜排骨番茄汤

材料
番茄250克，丝瓜125克，卤排骨100克

调味料
高汤适量，盐3克，白糖2克，料酒4毫升

制作方法
❶ 将番茄洗净切块；丝瓜洗净切滚刀块。
❷ 汤锅上火倒入高汤，调入盐、白糖、料酒，下入番茄、丝瓜、卤排骨煲至熟即可。

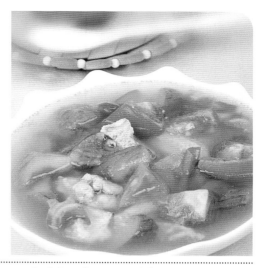

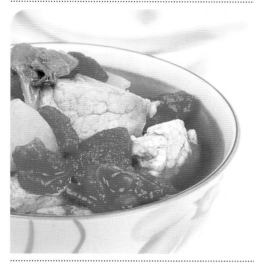

番茄土豆猪骨汤

材料
猪脊骨300克，番茄、土豆各35克

调味料
盐适量

制作方法
❶ 将猪脊骨洗净、斩件，氽水；番茄、土豆洗净均切小块。
❷ 净锅上火倒入水，调入盐，下入猪脊骨、番茄、土豆，煲制45分钟即可。

番茄牛肉炖白菜

材料
牛肉200克，番茄150克，白菜150克

调味料
盐5克，料酒5毫升

制作方法
❶ 将牛肉洗净，切成块；番茄洗净，切成块；白菜洗净，切成片。
❷ 牛肉下锅，加水盖过肉，炖开，撇去浮沫，加入料酒。
❸ 炖至八九成烂时，将番茄、白菜放入一起炖，最后加盐调味，再炖一会儿即成。

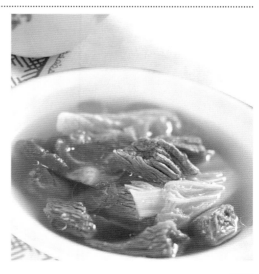

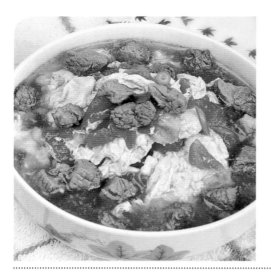

番茄牛腩煲

材料

牛腩250克，番茄100克，鸡蛋1个，葱6克，姜片适量

调味料

味精3克，水淀粉10克，油、盐各适量

制作方法

❶ 将牛腩、番茄洗净切丁，牛腩氽水洗净；鸡蛋打入碗内搅匀。

❷ 锅上火入油，炝香葱，下入番茄略炒，加入水、姜片、牛腩炖至烂熟，调入盐、味精，水淀粉勾芡，倒入鸡蛋液即可。

肉片粉丝番茄汤

材料

鸡脯肉150克，番茄1个，水发粉丝25克，葱、姜各3克

调味料

盐少许

制作方法

❶ 将鸡胸肉切片；番茄洗净切片，水发粉丝洗净切段。

❷ 净锅上火倒入水，下入鸡脯肉、番茄、水发粉丝，调入盐、葱、姜至熟即可。

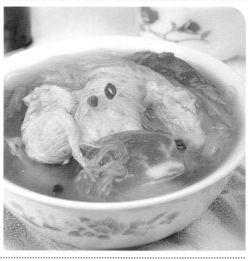

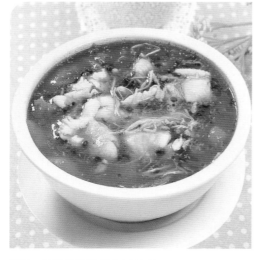

番茄鲈鱼汤

材料

鲈鱼400克，番茄50克，金针菇100克，葱少许

调味料

盐3克，糖2克，油适量

制作方法

❶ 鲈鱼洗净切片；番茄洗净切块；金针菇洗净；葱洗净切末。

❷ 锅中加油烧热，下入番茄炒至成沙状，再加适量水烧开，然后下放鱼片和金针菇。

❸ 煮熟后，下盐、糖调好味，撒上葱末即可出锅。

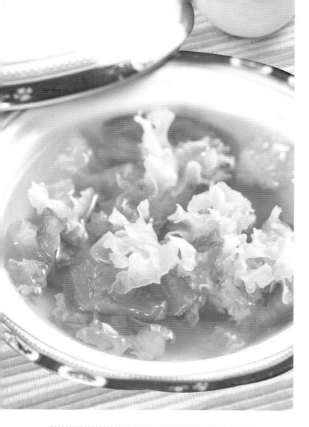

银耳番茄汤

材料
银耳30克，番茄120克

调味料
冰糖适量

制作方法
❶ 银耳用温水泡发，去杂洗净，撕成小朵。
❷ 番茄洗净切块；冰糖捣碎。
❸ 锅内加适量水，放入银耳、番茄块，大火烧沸，调入冰糖后，再煮沸至银耳软烂即成。

蛋花番茄紫菜汤

材料
紫菜100克，番茄50克，鸡蛋50克

调味料
盐3克，油适量

制作方法
❶ 紫菜泡发，洗净；番茄洗净，切块；鸡蛋打散。
❷ 锅置于火上，加入油，注水烧至沸时，放入紫菜、番茄，汤沸略煮后淋入鸡蛋液。
❸ 再煮至沸时，加盐调味即可。

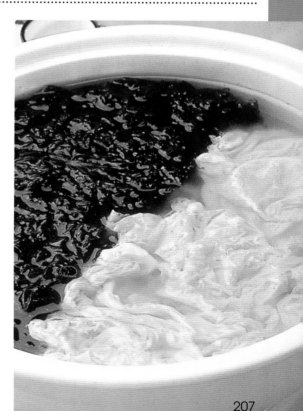

苹果橘子煲排骨

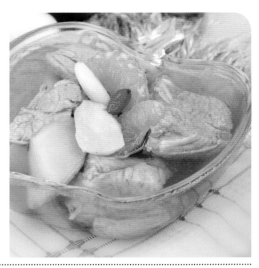

材料

排骨250克，苹果100克，橘子80克，百合20克

调味料

盐4克，高汤适量

制作方法

❶ 将排骨斩块、洗净焯水；苹果去皮切块；
橘子去皮扒出瓤；百合洗净泡好。

❷ 炒锅上火，倒入高汤，下入排骨、苹果、
橘子、百合，调入盐，煲至成熟即可。

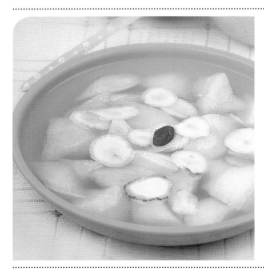

苹果雪梨煲人参

材料

苹果、雪梨各120克，人参1支，姜片2克

调味料

冰糖10克

制作方法

❶ 将苹果、雪梨去皮核洗净切块；人参洗
净，蒸熟。

❷ 煲锅上火倒入水，下入姜片、苹果、雪
梨、人参煲至熟，调入冰糖至溶即可。

青苹果炖黑鱼

材料

青苹果块50克，黑鱼100克，猪腱50克，鸡
块50克

调味料

盐、味精各适量

制作方法

❶ 猪腱、鸡块焯水洗净；黑鱼洗净略炸；将
三者放入炖盅摆好，加入清水。

❷ 上火炖3个小时，捞去肥油，加入苹果块炖
半小时，再下入调味料即可。

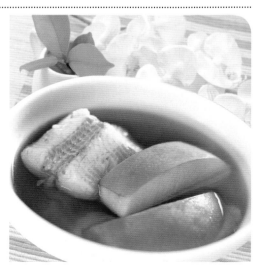

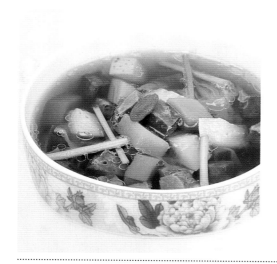

猪肺雪梨银耳汤

材料

熟猪肺200克，木瓜30克，雪梨、水发银耳各10克

调味料

盐4克，白糖5克

制作方法

❶ 将熟猪肺切方丁；木瓜、雪梨洗净切方丁；水发银耳洗净，撕成小朵。

❷ 净锅上火倒入水，调入盐，下入熟猪肺、木瓜、雪梨、水发银耳煲至熟，调入白糖搅匀即可。

雪梨鸡块煲

材料

鸡腿肉200克，雪梨1个

调味料

盐少许

制作方法

❶ 将鸡腿肉洗净斩块汆水；雪梨洗净去皮切方块。

❷ 净锅上火倒入水，调入盐，下入鸡块、雪梨，煲至熟即可。

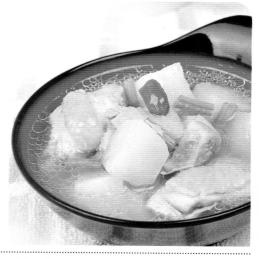

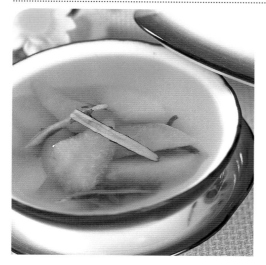

柴胡秋梨汤

材料

柴胡6克，秋梨1个

调味料

红糖适量

制作方法

❶ 把柴胡、秋梨分别洗净，秋梨切成块。

❷ 柴胡、秋梨放入锅内，加1200毫升水，先用大火煮沸，再改小火煎15分钟。

❸ 滤渣去柴胡，调入红糖即可吃梨喝汤。

菠萝苦瓜汤

材料
新鲜菠萝或罐装菠萝块25克,苦瓜35克,胡萝卜5克

调味料
盐少许

制作方法

❶ 菠萝切薄片（若为罐装菠萝则切小块即可）;苦瓜去籽,切片;胡萝卜去皮,切片。

❷ 将水放入锅中,开中火,将所有原材料入锅煮,待水滚后转小火,将材料煮熟,加盐调味即可。

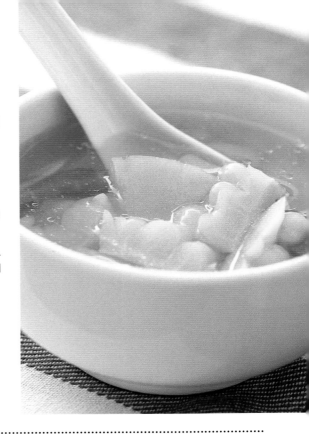

鲫鱼番茄煲柠檬

材料
鲫鱼1条,番茄1个,柠檬3片

调味料
盐5克

制作方法

❶ 将鲫鱼洗净斩块焯水冲净浮沫;番茄片洗净切片;柠檬片洗净切片。

❷ 煲锅上火倒入水,下入鲫鱼块、番茄、柠檬,调入盐煲至熟即可。

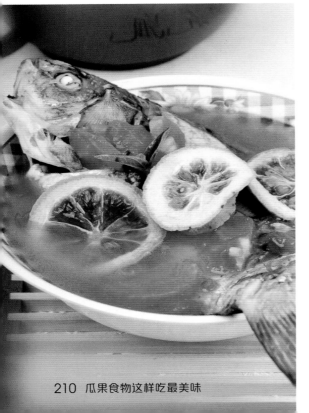

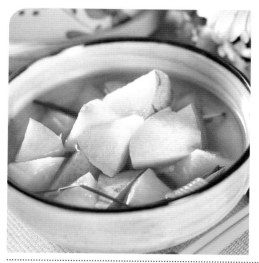

灯心草雪梨汤

材料
灯心草3克，雪梨1个

调味料
冰糖10克

制作方法
❶ 将雪梨洗净，去核，切块。
❷ 锅内加适量水，放入灯心草，小火煎沸20分钟，加入雪梨块、冰糖，再煮沸即成。

黄瓜梨爽

材料
黄瓜、梨各150克，樱桃1个

调味料
盐少许，白糖5克

制作方法
❶ 黄瓜去皮洗净，切片；梨洗净，去柄、去皮、去核，切块；樱桃洗净。
❷ 将黄瓜、梨放入煲中，加水盖过材料，煲熟后加入盐、白糖调匀，放入樱桃点缀即可。

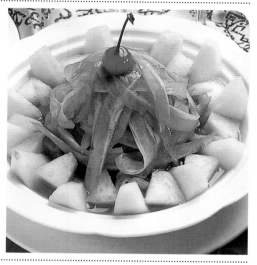

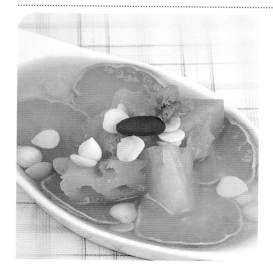

橙子杏仁菠萝汤

材料
菠萝100克，杏仁80克，橙子20克

调味料
冰糖50克

制作方法
❶ 将菠萝去皮洗净切块；杏仁洗净；橙子去皮洗净剥瓣。
❷ 锅上火倒入水，调入冰糖，下入菠萝、杏仁、橙子烧沸即可。

西葫芦干贝肉汤

材料

西葫芦150克，猪肉75克，水发干贝45克，葱末3克

调味料

色拉油30克，盐4克，味精2克，香油2克

制作方法

1. 将西葫芦洗干净切成片；猪肉洗净切片；水发干贝洗净。

2. 净锅上火倒入色拉油，葱末炝香，下入肉片烹炒，再下入西葫芦稍炒，倒入水，调入盐、味精烧沸，下入干贝煲至熟，淋入香油即可。

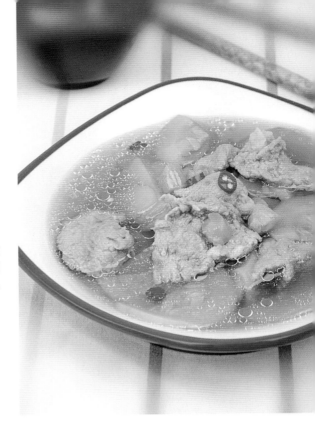

冬瓜瑶柱老鸭汤

材料

冬瓜500克，瑶柱50克，老鸭1只，瘦猪肉200克，陈皮1片

调味料

盐少许

制作方法

1. 瑶柱泡软洗净；冬瓜洗净切厚块；瘦猪肉切块洗净；陈皮洗净。

2. 老鸭洗净，去鸭头和尾部剁块，汆水。

3. 汤锅中倒入1400毫升清水，以大火煲沸，放入所有材料，改中火继续煲3小时，熄火前加盐调味即可。

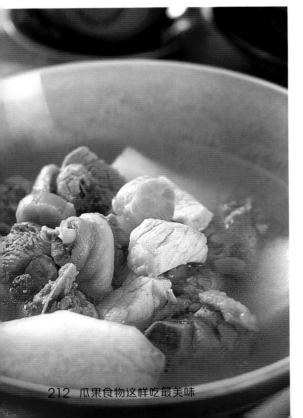

菠萝鲤鱼煲

材料
鲤鱼1条，豆腐200克，菠萝100克，葱段、姜片、香菜末各3克

调味料
油30毫升，盐少许，味精2克，高汤适量

制作方法
❶ 将鲤鱼宰杀洗净斩块；豆腐洗净切块；菠萝去皮洗净切块。
❷ 净锅上火倒入油，将葱、姜爆香，下入鲤鱼略煎，倒入高汤，下入豆腐、菠萝，调入盐、味精煲至熟，撒入香菜即可。

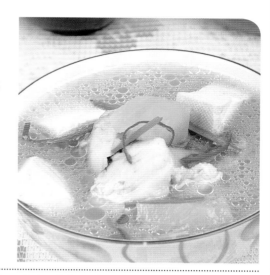

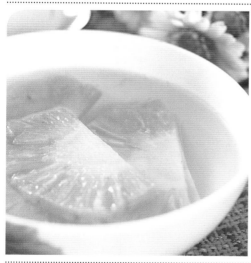

菠萝甜汤

材料
菠萝250克

调味料
白糖60克

制作方法
❶ 将菠萝去皮，洗净，切成块，放在盐水中浸泡几分钟后，捞出。
❷ 锅中加水，放入菠萝块，煮沸7分钟，调入白糖即成。

菠萝煲乳鸽

材料
乳鸽350克，菠萝150克，火腿60克，芡实50克

调味料
盐少许，味精3克，高汤适量

制作方法
❶ 将乳鸽洗净斩块；菠萝洗净切小块；火腿切片；芡实洗净泡发。
❷ 净锅上火倒入高汤，加入乳鸽、芡实、菠萝煲至熟，撒入火腿，调入盐、味精即可。

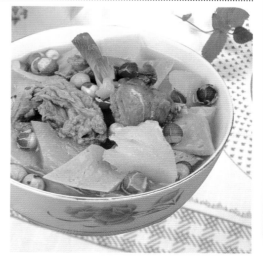

双枣莲藕炖排骨

材料
莲藕2节，排骨250克，红枣、黑枣各10颗

调味料
盐5克

制作方法
1. 排骨剁块，入沸水汆烫去浮沫，捞出再冲净。
2. 莲藕削皮，洗净，切成块；红枣、黑枣洗净。
3. 将以上所有材料盛入锅内，加水1800毫升，煮沸后转小火炖煮约40分钟，加盐调味即可。

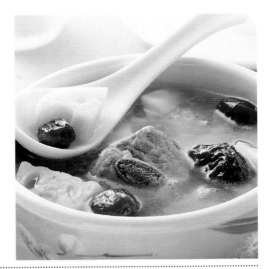

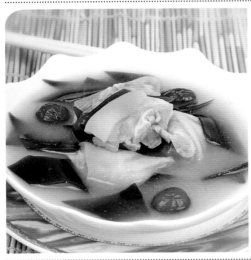

红枣海带煲猪蹄

材料
猪蹄1个，海带片75克，红枣4颗

调味料
盐4克

制作方法
1. 将猪蹄洗净，切块，汆水；海带片洗净；红枣洗净。
2. 净锅上火倒入水，调入盐，下入猪蹄、海带片、红枣煲至熟即可。

莲藕猪蹄汤

材料
莲藕200克，猪蹄150克，黑豆25克，红枣8颗，当归3克，姜片3克

调味料
清汤适量，盐5克

制作方法
1. 将莲藕洗净切成块；猪蹄洗净斩块；黑豆、红枣洗净浸泡20分钟。
2. 净锅上火倒入清汤，下入姜片、当归，调入盐烧开，下入猪蹄、莲藕、黑豆、红枣煲至熟即可。

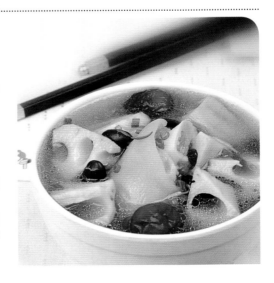

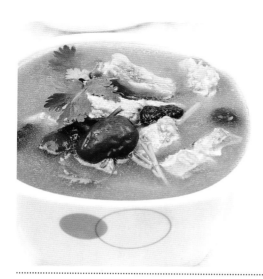

红枣羊排首乌汤

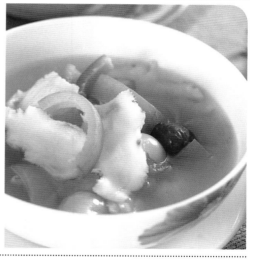 汤、羹

材料
羊排200克，红枣10颗，首乌12克

调味料
盐5克

制作方法
❶ 羊排洗净，斩块，氽水；红枣、首乌洗净。
❷ 汤锅上火倒入水，下入羊排、红枣、首乌，调入盐煲至熟即可。

红枣桂圆猪皮汤

材料
红枣15颗，当归20克，桂圆肉30克，猪皮500克

调味料
盐5克

制作方法
❶ 红枣去核，洗净；当归、桂圆肉洗净。
❷ 将猪皮切成块状，洗净，入沸水中氽烫。
❸ 将清水2000毫升放入瓦煲内，水沸后加入上述全部材料，大火煲开后改用小火煲3小时，加盐调味即可。

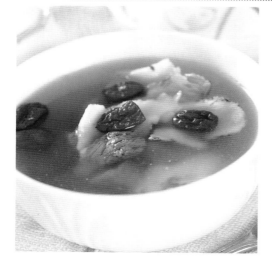

当归红枣牛肉汤

材料
牛肉500克，当归50克，红枣10颗

调味料
盐、味精各适量

制作方法
❶ 牛肉洗净，切块，氽水后去血沫。
❷ 当归、红枣洗净。
❸ 以上用料放入煲内，用适量水，大火煲至滚，改用小火煲2～3小时，加盐、味精调味可用。

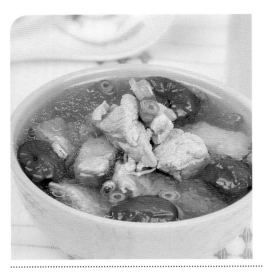

红枣鹿茸羊肉汤

材料
羊肉300克，鹿茸5克，红枣5颗

调味料
盐5克

制作方法
❶ 将羊肉洗净、切块；鹿茸、红枣洗净。
❷ 净锅上火倒入水，调入盐，下入羊肉、鹿茸、红枣，煲至成熟即可。

红枣桂圆炖鸡

材料
仔鸡300克，桂圆100克，红枣30克，葱段5克，姜片5克

调味料
盐少许，白糖10克，高汤适量

制作方法
❶ 将仔鸡洗净切块汆水；桂圆、红枣洗净。
❷ 汤锅上火倒入高汤，加入葱段、姜片、鸡块、桂圆、红枣，调入盐、白糖烧沸即可。

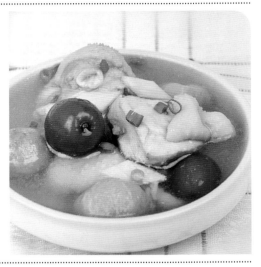

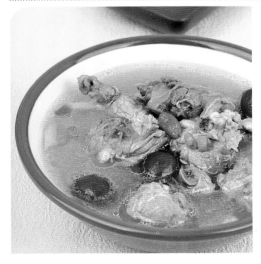

人参红枣鸽子汤

材料
鸽子1只，红枣8颗，人参10克

调味料
盐适量

制作方法
❶ 将鸽子宰杀洗净剁成块，红枣、人参洗净。
❷ 净锅上火倒入水，下入鸽子烧开，打去浮沫，下入人参、红枣，小火煲至熟，调入盐即可。

生姜红枣汤

材料
生姜30克，红枣8颗

调味料
冰糖10克

制作方法
❶ 将生姜洗净切丝，红枣洗净浸泡。
❷ 净锅上火倒入水，下入姜丝、红枣，调入冰糖煲至成熟即可。

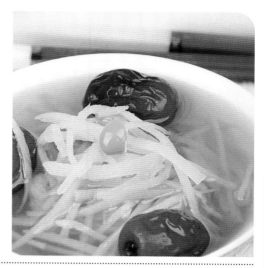

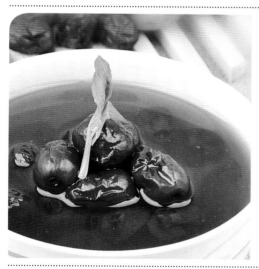

冰糖红枣汤

材料
鲜红枣100克

调味料
冰糖20克

制作方法
❶ 将红枣去核洗净。
❷ 锅上火倒入适量水，加入红枣，下入冰糖烧沸至枣熟透即可。

红枣山药汤

材料
山药200克，桂圆肉5颗，红枣4颗

调味料
冰糖12克

制作方法
❶ 将山药去皮洗净切块；桂圆肉、红枣洗净，浸泡。
❷ 净锅上火倒入水，下入山药、桂圆肉、红枣、冰糖煲至材料熟即可。

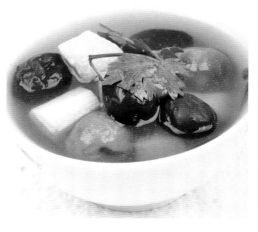

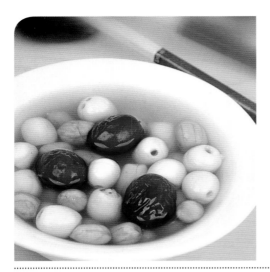

莲子红枣花生汤

材料
莲子100克，花生50克，红枣30颗

调味料
冰糖5克

制作方法
❶ 将莲子、花生、红枣洗净、泡发。
❷ 锅上火倒入水，下入莲子、花生、红枣烧沸，撇去浮沫，调入冰糖煮至材料熟透即可。

山楂山药鲫鱼汤

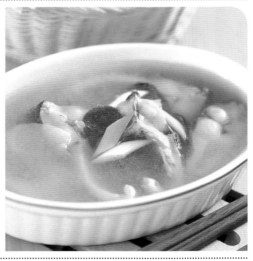

材料
鲫鱼1条，山楂30克，山药25克，姜适量

调味料
盐、味精、油各适量

制作方法
❶ 将鲫鱼洗净切块；山楂洗净；山药去皮洗净切块；姜去皮、洗净切片。
❷ 起油锅，用姜爆香，下鱼块稍煎，取出。
❸ 把全部材料一起放入砂锅内，加适量清水，大火煮沸，小火煮1~2个小时，用盐、味精调味即可。

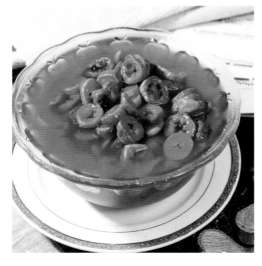

冰糖山楂

材料
山楂300克

调味料
冰糖适量

制作方法
❶ 山楂洗净，去籽，切片。
❷ 锅中注水，放入山楂煮开，转小火慢炖。
❸ 加入冰糖煮1分钟，出锅即可。

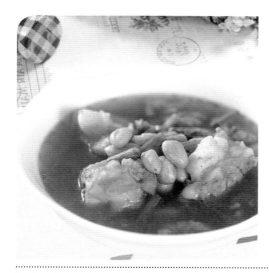

花生核桃猪骨汤

材料
花生50克，核桃仁20克，猪骨500克

调味料
盐5克，鸡精3克

制作方法
1 猪骨斩件；核桃仁、花生洗净。
2 锅中水烧沸，入猪骨氽透后捞出，冲洗干净。
3 煲中加水烧开，下入猪骨、核桃仁、花生，煲1小时，调入盐、鸡精即可。

沙菀花生牛尾煲

材料
牛尾350克，沙菀子100克，花生50克，枸杞10克，葱、姜各5克

调味料
盐4克，味精3克，油、高汤各适量

制作方法
1 将牛尾洗净剁块；沙菀子、花生、枸杞分别洗净。
2 炒锅上火倒入油，将葱、姜炝香，下入高汤，加入牛尾、沙菀子、花生、枸杞，调入盐、味精煲至熟即可。

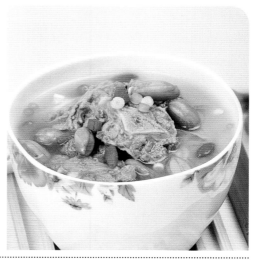

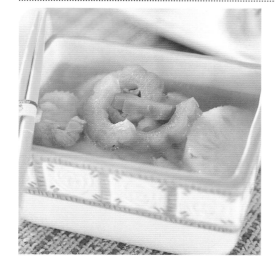

苦瓜菠萝煲鸡

材料
咸菠萝60克，苦瓜100克，鸡肉300克，姜30克

调味料
料酒5毫升，盐3克

制作方法
1 咸菠萝洗净切片；苦瓜洗净，对半剖开，去籽，切厚片；姜去皮，洗净，切片。
2 鸡肉洗净，切块，放入开水中氽去血水。
3 锅中倒入适量水煮开，放入以上全部材料，煮至鸡肉熟烂，加入料酒、盐调味即可。

灵芝核桃乳鸽汤

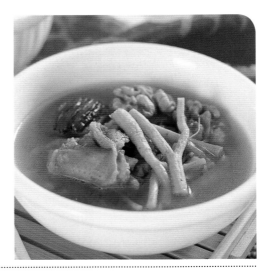

材料
党参20克，核桃仁80克，灵芝40克，乳鸽1只，蜜枣6颗

调味料
盐适量

制作方法
1. 将核桃仁、党参、灵芝、蜜枣分别用水洗净。
2. 将乳鸽去内脏，洗净，斩件。
3. 锅中加水，大火烧开，放入准备好的材料，改用小火续煲3小时，加盐调味即可。

核桃仁猪蹄煲

材料
猪蹄300克，核桃仁100克，花生50克

调味料
盐、味精各3克，高汤适量

制作方法
1. 将猪蹄洗净、切块；核桃仁、花生洗净。
2. 煲锅上火，倒入高汤，下入猪蹄、核桃仁、花生，调入盐、味精，煲至熟即可。

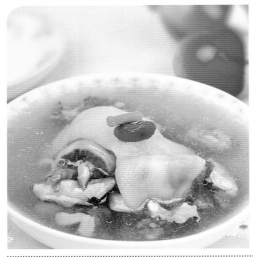

杏仁猪肉汤

材料
杏仁100克，猪肉50克，白果20克，姜片3克

调味料
高汤适量，盐3克

制作方法
1. 将杏仁洗净；猪肉洗净切丁，白果洗净。
2. 净锅上火倒入高汤，下入姜片、杏仁、猪肉、白果，调入盐煲至熟即可。

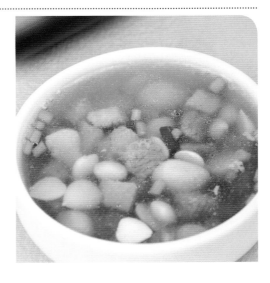

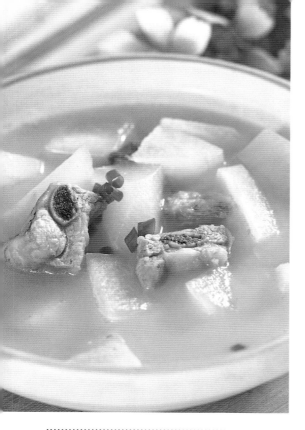

排骨冬瓜汤

材料

排骨300克，冬瓜200克，姜15克

调味料

盐6克，味精2克，胡椒粉3克，高汤适量

制作方法

❶ 排骨洗净斩块；冬瓜去皮、瓤洗净后切滚刀块；姜去皮切片。

❷ 锅中注水烧开，放入排骨氽烫，捞出沥干水分。

❸ 将高汤倒入锅中，放入排骨煮熟，加入冬瓜、姜片续煮30分钟，加入调味料即可。

雪里蕻冬瓜汤

材料

冬瓜250克，雪里蕻60克

调味料

盐5克，味精2克，香油、高汤各适量

制作方法

❶ 将冬瓜切成3厘米长、1厘米宽的块，洗净；把雪里蕻洗净切末。

❷ 将冬瓜块放入沸水锅中煮4分钟捞出，在冷水中过凉。

❸ 锅置大火上，倒入高汤，放入冬瓜和雪里蕻末，烧开后撇去浮末，加盐、味精，盖上盖烧2分钟左右，淋上香油即成。

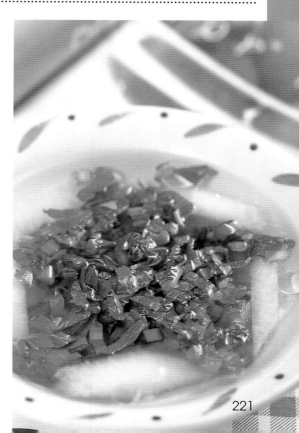

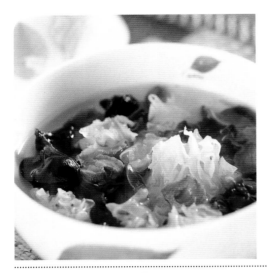

双耳山楂汤

材料
银耳、黑木耳、山楂各10克

调味料
盐适量

制作方法
① 将银耳、黑木耳泡发后撕成小朵；山楂洗净切片。
② 将上述材料放入煲锅内，加水煎汤，加盐调味即可。

猪肚苦瓜汤

材料
熟猪肚200克，苦瓜125克，姜片4克

调味料
盐3克

制作方法
① 将熟猪肚切块，苦瓜洗净去籽切条备用。
② 锅中放入适量水，加入上述所有材料，加姜片，待滚开后转小火煲约2小时，放盐调味即成。

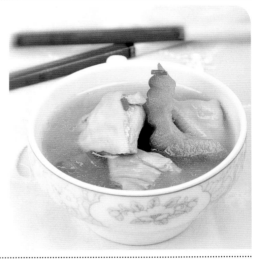

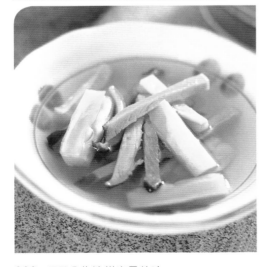

火腿苦瓜汤

材料
苦瓜500克，瘦火腿75克

调味料
清汤、盐、胡椒粉、味精各适量

制作方法
① 把苦瓜洗净，去瓤，切片；火腿切丝。
② 烧开水，将苦瓜焯熟，放入有盐的凉清汤内泡半小时。
③ 烧开余下的汤，加入火腿、盐、胡椒粉、味精烧开，此时把苦瓜捞出，放在汤碗中，加入烧开的清汤即可。

核桃冰糖炖梨

材料

核桃仁30克，梨150克

调味料

冰糖30克

制作方法

❶ 梨洗净，去皮，切块；核桃仁洗净。

❷ 将梨块、核桃仁放入煲中，加入适量清水，用小火煲30分钟，再下入冰糖调味即可。

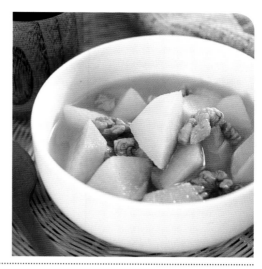

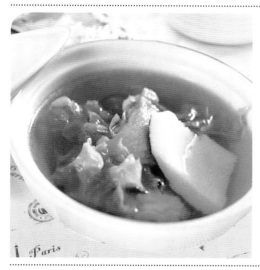

椰子银耳鸡汤

材料

椰子1个，鸡1只，银耳40克，蜜枣4颗，杏仁10克，姜1片

调味料

盐10克

制作方法

❶ 鸡洗净，剁成小块；椰子去壳取肉，洗净。

❷ 银耳泡发后洗净；蜜枣、杏仁分别洗净。

❸ 锅中放入适量水，加入上述所有材料，加姜片，待滚开后转小火煲约2小时，放盐调味即成。

虫草鹌鹑汤

材料

冬虫夏草2克，杏仁15克，蜜枣3颗，鹌鹑1只

调味料

盐4克

制作方法

❶ 冬虫夏草洗净，浸泡；杏仁温水浸泡，去红皮、杏尖，洗净。

❷ 鹌鹑去内脏，洗净，氽水，斩件；蜜枣洗净。

❸ 将以上原材料放入炖盅内，注入沸水800毫升，加盖，隔水炖4小时，加盐调味即可。

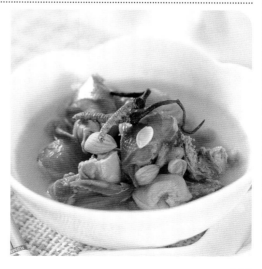

银耳冬瓜汤

材料
银耳100克，冬瓜100克，胡萝卜20克

调味料
盐、味精、淀粉、香油、胡椒粉各少许

制作方法
① 银耳泡发，择洗干净，去杂质，撕碎；冬瓜去皮、去籽，切成片；胡萝卜切小丁。
② 锅上火，加入鲜汤、盐烧开，加入冬瓜、银耳，用小火煮10分钟，再加入胡萝卜煮5分钟。
③ 下盐、味精、淀粉勾芡，淋上香油、胡椒粉即成。

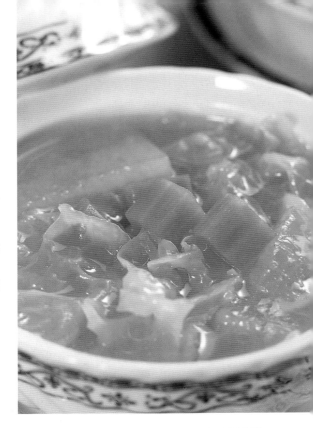

果香银耳猪腱汤

材料
猪腱子肉120克，苹果45克，水发银耳10克，姜片5克

调味料
油20毫升，盐6克，白糖5克

制作方法
① 将猪腱子肉洗净、切片；苹果洗净、切片；水发银耳洗净撕成小朵。
② 净锅上火，倒入油，加姜片炒香，下入猪腱子肉煸炒至八成熟时，下入苹果、水发银耳同炒，倒入水，调入盐、白糖，煲至成熟即可。